深圳·万众国医馆系列

女性的良师益友　不孕症科普读物

黄海龙治不孕

主　编：黄海龙

副主编：华　青

编　委：黄　洁　陈李华

海天出版社（中国·深圳）

图书在版编目（CIP）数据

黄海龙治不孕 / 黄海龙主编. — 深圳 : 海天出版社，
2015.1（2015.11重印）
ISBN 978-7-5507-1242-3

Ⅰ.①黄… Ⅱ.①黄… Ⅲ.①不孕症—中医治疗法
Ⅳ.①R271.14

中国版本图书馆CIP数据核字(2014)第292863号

黄 海 龙 治 不 孕
HUANGHAILONG ZHI BUYUN

出 品 人　聂雄前
责任编辑　何志红
责任技编　梁立新
责任校对　张　玫
装帧设计　龙瀚文化

出版发行　海天出版社
地　　址　深圳市彩田南路海天综合大厦（518033）
网　　址　www.htph.com.cn
订购电话　0755-83460293（批发）0755-83460397（邮购）
排版设计　深圳市龙瀚文化传播有限公司　Tel：33133493
印　　刷　深圳市华信图文印务有限公司
开　　本　787mm×1092mm　1/32
印　　张　5.875
字　　数　100千
版　　次　2015年1月第1版
印　　次　2015年11月第2次
印　　数　2001—3000册
定　　价　24.00元

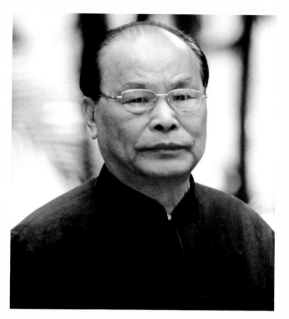

黄海龙近照（2015年）

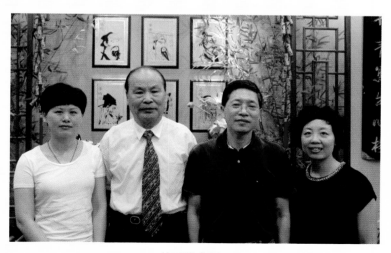

编写组合影

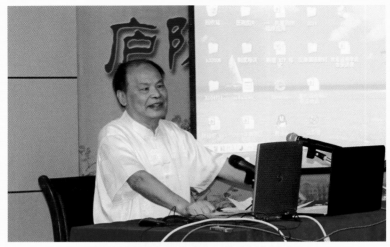

2015年夏，应邀参加庐陵中医药发展促进会

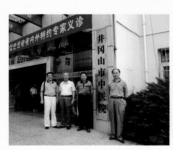

和杨扶国、伍炳彩、朱锦善
教授等在井冈山市中医院义诊

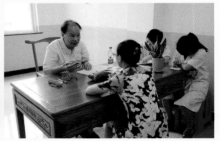

在吉安市中医院义诊

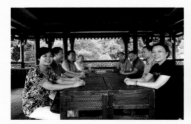

瞻仰革命圣地井冈山八角楼

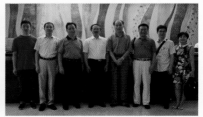

廖处长率我们与井冈山革命
老人袁文才的孙子（中）合影

前　言

　　生儿育女，关乎民族的繁衍昌盛、家庭传宗接代，也关乎每个人的切身利益，谁不想有一个健康、活泼、聪明的孩子，这是家庭稳定、社会和谐、利国利家的大事。我国由于人口多，十三四亿人，全世界5到6个人中就有一个中国人，这种特殊的国情决定我国要实行计划生育。我们理解所谓计划生育政策，实际上包括两个方面：一是人口要做到有计划增长；二是对不孕家庭，千方百计治好不孕症，让他们也拥有幸福的下一代。治疗不孕症，中医有中医的治疗方法，西医有西医的治疗方法，这两种方法并不矛盾，只是治疗方法和技巧、药物不同。在这本书里，我们着重介绍中医药的治疗方法，并且主要是深圳市著名老中医、广东省名中医黄海龙教授应用纯中医药治疗各种原因引起的不孕症的方法。对于人的生殖系统的解剖、生理、病理和不孕症原因与检查等，我们做了简要的知识性、普及性的介绍，好让病人对不孕有一个系统、全面的了解和认识。但是本书重点突出的是中医药的治疗特色，是一本原汁原味的中医药治疗不孕症的科学普及

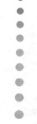

读物。让广大读者读得懂、用得上，是我们编写的初衷。正因为如此，为了更好地面向读者，我们在第四章临床部分，用通俗易懂的如子宫肌瘤、卵巢囊肿等这些耳熟能详的西医病名，直接标出，而不用中医传统的"癥瘕"等命名。治疗病案都是自己的临床经验，这样的经验比较鲜活、实在而且亲切可信。直接用病案说话，需要强调和说明的问题我们在按语中论述，简洁明了。我们不按通行的每个病症下面又分若干个辨证分型论述，这样不会出现雷同和重复。何况中医还有同病异治、异病同治的辨证论治特点，把辨证分型一个个列出，既突出不了中医的特色，也没有强调中医"不同矛盾用不同的方法解决"的特长，反而会出现千人一面、机械呆板、固定僵化的短处。

我们编写组集中体现了深圳"老中青"三代中医的智慧和学术水平，这几人都是深圳市三级甲等医院临床第一线的中医专家，所谓"老"是指年逾古稀的广东省名中医，享有盛誉的老中医专家，被广大患者誉为"送子观音"的黄海龙教授；所谓"中"是指广州中医药大学中医内科博士毕业生，国家级中医药重大课题《中华本草》常务总编审成员，参加了编写《中国医学百科全书》《现代中药学大辞典》和《50种中药材的开发与应用》等书，曾在江西、南京、广州等中医药大学攻读不同学位并工作，应邀曾在香港大学讲学，现为深圳万众国医馆主任医师华青博士；所谓"青"，是在三级甲等医院工作快20年的深圳市人民医院主任中医师，黄老的女儿、学生、学术传承人黄洁以及北京中医药大学高材生、副主任医师陈李华等。其中黄海龙负责前言、第四章的编写；黄洁负责第一章的编写和协助黄老整理病案；陈李华负责第二章的编写；华青、陈李华负责第三章的编写；华青负责第五、第六、第七章和针灸治疗不孕症的编写；最后由华青博士统稿，黄海龙教授总审。

编写过程中，得到了深圳市人民医院妇产科主任医师、教授陈递林博士的热情审稿；得到了深圳海天出版社领导和何志红编辑的支持，还得到了黄老的高徒、深圳市中医药学会不孕不育专业委员会主任委员潘红燕的一些建议，在此一并致谢。

编写组
2014年11月

目　录

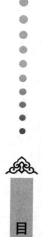

目录

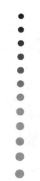

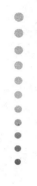

目
录

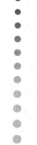

黄海龙治不孕

目录

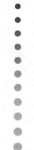

5

第一章　不孕症概念

第一节　不孕症概念

《素问·上古天真论》说："女子二七而天癸至，任脉通，太冲脉盛，月事以时下，故有子。"又，"丈夫二八，肾气盛，天癸至，精气溢泻，阴阳和，故能有子"。这两段经文说的是，女子到了14岁，身体内发育有了一种物质产生，这种物质今天我们可以理解为是一种促进性机能发育的激素，即所谓"荷尔蒙"，古人说成是"天癸"，男女都有，不过男子稍晚些时间，要到16岁左右才会产生。这个时候男女身体内会发生生理变化，具体表现为女子任脉通畅，太冲脉旺盛，每月应有月经来潮等；而男子随着肾气旺盛，会出现生理性遗精等，如果这个时候男女有性生活，即所谓"阴阳和"，就能够生儿育女。这是古人对人体生长发育而言，但古人并不提倡早婚，如《论语》说"少之时，血气未定，戒之在色"。《寿世保元》中说"男子破元太早，则伤其精气；女子破阴太早，则伤其血脉"。古代婚育观，也有提倡晚婚，如《泰定养生主论》说

"男子三十而婚，女子二十而嫁"。

年轻人到了谈婚论嫁的年龄，自然而然就会有自己追逐的情感生活，有的结婚，当然现在还有同居的情况，我们不提倡同居，因为它虽"合情合理"但不"合法"。结婚之后，生儿育女是传宗接代的神圣使命，是夫妻双方共同的要求。为什么会出现"不孕症"？如何界定呢？

笔者认为结婚后，双方身体健康，夫妻生活正常，未采取避孕措施，1至2年未受孕，应该说就是不孕症了。造成不孕症的原因是多种多样的，患者应该到正规医院检查，针对不孕的原因，进行治疗，这在本书后面相关章节会有详细讨论和介绍，在此不赘述。

"不孕症"如何界定？各地学者主张不一，多数认为结婚两年未孕即为不孕症。如日本医者曾进行过调查统计：婚后3个月受孕者占50%~60%，半年受孕者占65%~70%，一年受孕者占80%，两年受孕者占90%。因此国际妇产科联合会将不孕症年限定为2年。我国广东地区也曾调查统计，婚后2年受孕率达90%，因此也主张将不孕年限定为2年。欧盟中的德国认为婚后5年仍有5%的自然受孕率，故主张婚后5年未受孕者才称为不孕症。但是1995年WHO建议将不孕症的临床标准定为1年，目前为大多数国家和医学同仁所接受和认可，因此说，婚后1年不受孕为不孕症。

现在很多国家鼓励人口发展，像澳大利亚、西欧、北美一些发达国家，都有奖励多生育政策。2013年笔者在俄罗斯旅游也发现，俄罗斯法定姑娘15岁就可以结婚，所以30多岁的外婆并不少见。根据我们的临床观察，在我国由于结婚年龄的推迟，有些年轻人性意识比较开放，造成一些人能生的时候不想生，想生的时候又不能生。随着医学知识的普及，性和生育知识已不再神秘。往往随着夫妻俩和家长的愿望，求子心切，尤其是在农村，结婚不到1年没有怀孕，就到处求医，要求治疗不孕症，甚至做"试管婴儿"。我们曾接诊过结婚不到1年、20多岁刚出头的打工夫妻，要求治疗"不孕症"，我们告诉他们不要心急，可以自然受孕，结果他们吃药不到2个月，就怀孕了，非常感谢我们；而我们实话实说，告诉他们当时只是给他们开了一些身体调理的中药，不存在不孕症的治疗。

据国内外统计，目前已婚夫妻中，有10%～16%是不孕夫妻（原因后面会分析）。前些时间有报道说，我国有4千万对夫妻患有不孕症，所以各地医疗部门的不孕门诊、不孕中心和试管婴儿生殖中心，如雨后春笋地蓬勃发展起来就不足为怪了。

第二节 不孕症分类

一般来说，不孕症临床分类：一为原发性不孕，二为继发性不孕。

一、原发性不孕

指夫妻有先天或后天不治之疾，如染色体变异（目前医学上没有满意的治疗方法），或解剖生理缺陷，不能用治疗手段祛除不孕原因，也就是说无论怎么治疗都不能受孕者，如女子无子宫、无卵巢、阴道短又狭窄；男方无睾丸等，又不能手术矫正者。过去中医有"五不女"之谓，即螺、纹、鼓、角、脉。所谓螺有两种含义：一是指外阴、阴道螺蛳状，螺旋入内，实质是生殖器官的异常，妨碍性交，影响生育；二是螺为骡的通假字，骡子是马与驴交配所生的后代，无生育能力，研究发现骡子之所以不生育是由于染色体病变之故，故古人又将治疗后仍不能孕育的女性称之为螺。所谓纹，又称为纹阴，指外阴、阴道先天畸形，很小，只能通过经血，不能性交，或阴道阙如。所谓鼓，指女性外阴绷紧，无孔窍，实际是处女膜闭锁，妨碍性交。所谓角，又称角花，实质是阴蒂过大，状如阴中有角，每当性欲冲动时，此角花就能勃起，类似男子阴茎，有人称角为阴阳人。所谓脉，是指女子无月经，或严重月经失调而不能孕育者。古代还有"五不男"之谓，即天、漏、犍、怯、变。会导致女子不孕，但属男性不育范畴，在此不讨论。上述所谓原发性不孕症因受当时医疗条件限制所致，随着遗传医学、生殖生理学、内分泌学、泌尿和妇科手术学发展，原来认为的原发性不孕，现在成为相对性不孕了。如"五不女"中的鼓，可以通过手术将闭锁的处女膜切开，这样即可使阴道通畅，也可性交受孕，分娩时有困难还可以剖腹产。又如有的女人终身没有月经，但也可能怀孕生孩子。对过去所谓的原发性不孕症，现在也在研究和攻克中，如染色体的基因变异等，假以时日，或许能改变对原发性不孕症的界定和认识。

二、继发性不孕

现在临床上，除原发性不孕症外，大都能找到原因的不孕症都可归纳为继发性不孕症。如妇科炎症，阴道炎、宫颈炎、宫颈糜烂、子宫内膜炎、盆腔炎等导致内生殖器官阻塞；内分泌失调，如性激素六项（促卵泡生成激素、促黄体生成激素、孕激素、睾酮、雌激素、泌乳素）异常；免疫不孕四项（抗精子抗体、抗卵巢抗体、抗内膜抗体、抗心磷脂抗体）异常；封闭抗体异常；卵巢排卵功能异常导致不能正常受孕着床等等。

对于这些原因引起的继发性不孕症，黄老都曾应用纯中医药治疗方法治愈，后面会一一介绍，以供不孕症患者求诊时参考选择。

第二章　女性生殖器官

第一节　女性生殖器官

一、外生殖器

又称外阴，包括：阴阜、大小阴唇、阴蒂、阴道前庭、前庭大腺、前庭球、尿道口、阴道口和处女膜。

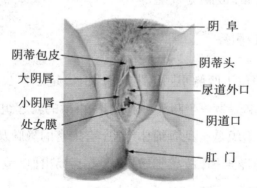

阴蒂包皮　　　　　　　　阴阜
大阴唇　　　　　　　　　阴蒂头
小阴唇　　　　　　　　　尿道外口
处女膜　　　　　　　　　阴道口
　　　　　　　　　　　　肛门

（一）阴阜

为耻骨联合前面隆起的外阴部分，由皮肤及很厚的脂肪层所构成。其上生长阴毛，分布是尖端向下的三角形。

（二）大阴唇

为外阴两侧、靠近大腿内侧的一对长圆形隆起的皮肤皱襞。前连阴阜，后连会阴；大阴唇外面长有阴毛。皮下为脂肪组织、弹性纤维及静脉丛，受伤后易成血肿。未婚妇女的两侧大阴唇自然合拢，遮盖阴道口及尿道口。经产妇的大阴唇由于分娩影响而向两侧分开。

（三）小阴唇

在大阴唇的内侧，表面湿润。小阴唇黏膜下有丰富的神经分布，故感觉敏锐。

（四）阴蒂

阴蒂位于两侧小阴唇之间的顶端，是一个长圆形的小器官，末端为一个圆头，内端与一束薄的勃起组织相连接。勃起组织是一种海绵体组织，有丰富的静脉丛，又有丰富的神经末梢，故感觉敏锐，受伤后易出血。女子的阴蒂相当于男子阴茎的龟头，但是它退化了。它是女性最敏感的性器官，能像阴茎一样充血勃起，对触摸尤其敏感，可以唤起较其他部位更为直接、迅速、强烈的性兴奋、性快感和性高潮。夫妻间的恩爱相沫，无论是前奏、持续、高潮、消退或性兴奋再唤起，阴蒂都起着至关重要的作用。

（五）阴道前庭

两侧小阴唇所圈围的菱形区称前庭。表面有黏膜遮盖，近似一三角形，三角形的尖端是阴蒂，底边是阴唇系带，两边是小阴唇。尿道开口在前庭上部，阴道开口在它的下部。此区域内还有尿道旁腺、前庭球和前庭大腺。

（六）阴道口

阴道口由一个不完全封闭的黏膜遮盖，这黏膜叫处女膜。处女膜中间有一孔，经血即由此流出。处女膜孔的大小及膜的厚薄各人不同。处女膜破后，黏膜呈许多小圆球状物，成为处女膜痕。

（七）前庭球

前庭球系一对海绵体组织，又称球海绵体，有勃起性。位于阴道口两侧。前与阴蒂静脉相连，后接前庭大腺，表面为球海绵体肌所覆盖。

（八）前庭大腺

前庭大腺又称巴氏腺。位于阴道下端，大阴唇后部，被球海绵体肌所覆盖。是一边一个如小蚕豆大的腺体。它的腺管很狭窄，约为1.5～2cm，开口于小阴唇下端的内

第二章 女性生殖器官

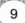

侧，腺管的表皮大部分为鳞状上皮，仅在管的最里端由一层柱状细胞组成。性兴奋时分泌黄白色黏液，起滑润阴道口作用，正常检查时摸不到此腺体。

（九）尿道口

尿道口介于耻骨联合下缘及阴道口之间，为一不规则之椭圆小孔，小便由此流出。其后壁有一对腺体，称为尿道旁腺，开口于尿道后壁，常为细菌潜伏之处。

二、内生殖器官

女性内生殖器包括卵巢、输卵管、子宫和阴道。其中，输卵管和卵巢又称子宫附件。

（一）卵巢

卵巢是成对的扁椭圆形的实质性器官，位于小骨盆侧壁，髂内、外动脉之间的卵巢窝内，分为内、外侧面，前、后缘和上、下端。内侧面对向盆腔，与小肠相邻；外侧面贴靠卵巢窝。前缘为系膜缘，借卵巢系膜连于子宫阔韧带的后面，此缘中部有血管、神经和淋巴管等出入，为卵巢门；后缘游离。上端（输卵管端）与输卵管接触，并借卵巢悬韧带（骨盆漏斗韧带）悬附于骨盆上口，内有卵巢的血管、神经和淋巴管等；下端（子宫端）借卵巢固有韧带（卵巢子宫索）连于子宫底的两侧。

卵巢内蕴含着数以万计大小不等的球形卵泡，是未来孕育卵细胞的原基。

（二）输卵管

为一对输送卵子的弯曲的喇叭形管道，长10~12cm，管径平均为0.5cm，位于子宫阔韧带上缘内。外侧端游离，以输卵管腹腔口开口于腹腔膜；内侧端连于子宫底的外侧端，以输卵管子宫口开口于子宫腔。输卵管自外侧向内侧分为4部分：

（1）输卵管伞端是输卵管外侧端膨大部分，呈漏斗状。其游离周缘有许多指状突起称输卵管伞，遮盖于卵巢的表面，其中一个较长的突起连于卵巢，称卵巢伞，临床常以此作为识别输卵管的标志。卵巢伞有导引卵子进入输卵管的作用。

（2）输卵管壶腹为输卵管漏斗向内侧移行的管径膨大部分，约占输卵管全长的3/4，为卵子受精的部分。若受精卵未按时移入子宫，而在输卵管内或腹腔内发育，则为子宫外孕。

（3）输卵管峡部为接近子宫外侧角的一段，细而直。输卵管结扎术常在此进行。

（4）输卵管间质部为贯穿子宫壁的一段，以输卵管子宫口通子宫腔。

(三)子宫

子宫是肌性的中空器官,为孕育胎儿的场所。

1. 子宫的形态

成年未产妇的子宫呈倒置梨形,前后稍扁,长约8cm,最宽处约4cm,厚2~3cm。子宫与输卵管相接的部位称子宫角。子宫自上而下分为3部。两侧输卵管子宫口以上的圆凸部分称子宫底,底向下移行为子宫体,体以下续于圆柱状的子宫颈,成人长2.5~3.0cm,颈与体移行的狭细部分称子宫峡,长约1cm。

子宫颈的下端突入阴道内的部分,称子宫颈峡部;在阴道以上的部分,称子宫颈阴道上部。子宫的内腔分上、下两部。上部在子宫体内,称子宫腔,下部在子宫颈内,称子宫颈管。子宫腔为前后略扁的倒置三角形腔隙,左右角通输卵管,下角通子宫颈管。子宫颈管呈梭形,其上口通子宫腔,下口以子宫口通阴道。未产妇的子宫口为圆形,边缘光滑整齐,而分娩以后呈横裂状。子宫口的前、后缘分别称前唇和后唇。

2. 子宫位置

子宫位于盆腔的中央,在膀胱与直肠之间,下端接阴道,两侧连有输卵管和子宫阔韧带。子宫底位于小骨盆入口平面以下,子宫颈下端在坐骨棘平面的稍上方。当膀胱空虚时,成年人子宫的正常姿势呈轻度的前倾前屈位。前倾为子宫的长轴与阴道的长轴之间呈钝角(近直角)向前倾斜;前屈为子宫体与子宫颈之间呈钝角(约170°)向前弯曲。但子宫的位置可随前方的膀胱和后面的直肠内的充盈程度而发生改变。

(四)阴道

阴道为前后壁相贴的肌性管道,是女性性交器官及排出月经、娩出胎儿的通道。阴道下部较窄,下端以阴道口开口于阴道前庭。阴道上部较宽阔,包绕子宫颈阴道部,在二者之间形成环形的凹陷,称阴道穹,可分为前部、后部和左、右侧部。以阴道后部最深,它与直肠子宫陷凹之间仅隔以阴道后壁和腹膜,当该陷凹积液时,可经此部进行穿刺或引流。

(五)子宫韧带

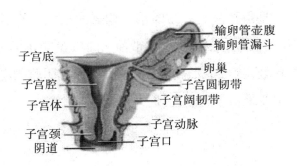

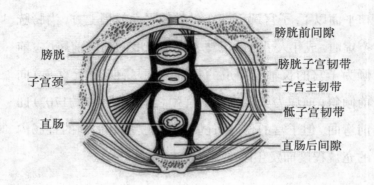

- 膀胱
- 子宫颈
- 直肠
- 膀胱前间隙
- 膀胱子宫韧带
- 子宫主韧带
- 骶子宫韧带
- 直肠后间隙

1. 子宫阔韧带

为子宫前后面腹膜自子宫侧缘向两侧延伸，形成的双层腹膜皱襞，伸至盆侧壁和盆底，移行为盆壁的腹膜壁层。子宫阔韧带的上缘游离，包裹输卵管。子宫阔韧带的前层覆盖子宫圆韧带，后层覆盖卵巢和卵巢固有韧带。前、后层之间的疏松结缔组织内还有血管、淋巴管、神经等。此韧带可维持子宫在盆腔内的位置，防止子宫向两侧移位。

子宫阔韧带可分为三部分，即卵巢系膜、输卵管系膜和子宫系膜。

2. 子宫圆韧带

是由平滑肌和结缔组织构成的条索状韧带，自子宫角的前下方发出，在阔韧带前层的覆盖下，伸向前外侧至腹环处，穿经腹股沟管，止于阴阜和大阴唇的皮下。此韧带主要维持子宫的前倾。

3. 子宫主韧带

位于子宫阔韧带基部的两层腹膜间，由平滑肌纤维和结缔组织构成，自子宫颈阴道上部两侧连至骨盆侧壁。此韧带较强大、坚韧，是维持子宫颈正常位置，防止子宫下垂的主要结构。产妇分娩后因此韧带较松弛，不宜过早参加直立劳动，以免造成子宫脱垂。

4. 骶子宫韧带

起自子宫颈阴道上部后面，向后绕行直肠的两侧止于第二、第三骶椎前面及筋膜。此韧带由平滑肌和结缔组织束构成，可向后上牵引子宫颈，与子宫圆韧带协同维持子宫的前倾前屈。

除上述韧带外，盆底肌和阴道及周围结缔组织均参与对子宫的承托和牵拉等固定作用，以维持子宫的正常位置。如果这些固定装置变薄或受损伤，可导致子宫位置异常或不同程度的脱垂，严重者可脱出阴道。

第二节　女性生殖细胞的产生

一、生殖细胞的成熟

卵细胞是女性的生殖细胞，卵细胞有两段不同的发育，一在出生前，另一为青春期开始以后。

在胚胎时期,卵原细胞已进入卵巢内发育。此时卵原细胞会不断减数(减半)分裂,像这样的细胞,在胎龄7个月时可能拥有几百万个;不过,这些细胞大多不会成熟,有些甚至提前萎缩掉,因此,出生时大约剩下10万到100万个左右。

出生后在青春期经血排出开始,每个月由一侧的卵巢产生一个卵细胞。卵细胞必须成熟以后才能从卵巢中排出。卵细胞在一个充满液体的囊泡中成熟,用水母的形象来形容卵细胞非常贴切。卵细胞一般的存活时间为12~24小时。成熟的卵细胞直径可以为15mm,卵细胞作为人体中最大的一种细胞,承担着人类繁衍生命的作用。

到更年期后卵细胞便已消耗殆尽。一个健康的女性,一生中大约会排出400~500个成熟的卵细胞,其余的卵细胞大多萎缩掉了。

二、卵细胞的排出

月经周期开始时,即来月经的第一天,约有20多个始基卵泡同时生长,其中一个一马当先以较高速度发育并在发育过程中产生抑制素,抑制其他卵泡发育,最终仅一个优势卵泡拔萃而出,其余的卵泡均逐渐萎缩、消失,所以每次月经周期中只有一个卵泡能发育成熟。成熟卵泡腔内压力增加，在雌激素高峰后24小时，卵泡破裂，卵细胞排出进入腹腔，被邻近的输卵管拾到，进入输卵管。成年女性大约每28天排卵一次，排卵时两侧卵巢交替进行。

三、黄体的形成与萎缩

成熟卵泡排卵后，卵泡壁塌陷，泡膜内血管破裂出血，于泡内凝成血块，称血体。其后卵泡壁的破口很快被纤维蛋白封闭而修复，血被吸收形成黄体。卵泡内遗留的颗粒细胞积聚黄色的类脂质颗粒而形成黄体细胞。于排卵后的7~8天，黄体发育达最盛期，直径约1~3cm，色黄，突出于卵巢表面。

若卵子受精，则黄体继续发育为妊娠黄体，到妊娠10周后其功能由胎盘取代。若卵子未受精，黄体于排卵后9~10天（即月经周期第24~25天）开始萎缩，黄色消退，细胞变性，性激素的分泌量也减退，约至周期的28天子宫内膜不能维持而脱落，形成月经来潮。

萎缩的黄体历时8~10周后，最终转变成纤维化的白体，呈疤痕状。

第三节　女性性激素的来源和功能

一、女性性激素的来源

女性性激素主要来源于卵巢,少部分来自肾上腺,妊娠时胎盘也是产生性激素的主要来源。自青春期后至围绝经期前的这个时期的卵巢,能周期性地生产大量雌激素与孕激素,分泌雄激素较少,也分泌一些松弛素。肾上腺皮质可合成少量活性较弱的雌激素与雄激素。

二、女性性激素的功能

(一)雌激素的主要生理功能

(1)能促进阴道、子宫、输卵管和卵巢本身的发育,同时子宫内膜增生而产生月经。

(2)能促使皮下脂肪富集,体态丰满,维持女性特征;乳腺增生,乳头、乳晕颜色变深,并产生性欲。

(3)促使体内钠和水的潴留、骨中钙的沉积。绝经后的妇女由于雌激素的降低常导致骨质疏松。

(4)雌激素可使动脉血管扩张,增加血流灌注,改善心功能。雌激素还参加血浆胆固醇的代谢,降低低密度脂蛋白的浓度，所以绝经后的妇女冠心病的发生率明显增加。绝经后及时补充雌激素可以减少冠心病的发生。

（二）孕激素的主要生理功能

（1）排卵后协同雌激素提高基础体温，形成双相基础体温，临床常以此作为有无排卵的参数指标。

（2）协同雌激素让子宫内膜周期性增生、脱落，形成月经。

（3）在怀孕期，孕激素可以抑制排卵，促使子宫内膜增生，以利受精卵植入，并降低子宫肌肉兴奋度，保证妊娠的安全进行。

（4）促进孕妇乳腺腺泡的生长，为产后泌乳作准备。

（5）孕激素可使宫颈黏液变稠，黏液丝排列紊乱，阻碍精子穿透。目前探亲避孕药常利用此原理而制成。

基础体温图

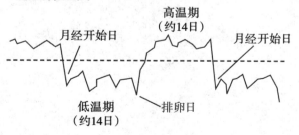

（三）睾酮的主要功能

促进阴蒂、阴唇和阴阜的发育。对雌激素有拮抗作用，对全身代谢有一定影响。

（四）其他

另外，对女性怀孕影响较大的激素还有：

（1）促黄体生成素　主要功能是促使排卵，形成黄体并分泌孕激素。

（2）促卵泡生成激素　主要功能是促进卵巢的卵泡发育和成熟。

（3）泌乳素　主要功能是促进乳腺的增生、乳汁的生成和排乳。

第三章　不孕的原因和检查

第一节　不孕的原因

受孕是一个复杂的生理过程,必须具备下列条件:

(1)卵巢排出正常卵细胞;

(2)精液正常并含有正常的精子;

(3)卵细胞和精子能够在输卵管内相遇并结合成受精卵,受精卵顺利地被送入子宫腔;

(4)子宫内膜已充分准备适合受精卵着床。

上面这些环节有任何一个不正常,都会阻碍受孕。

阻碍受孕的因素可能在女方,也可能在男方,或在男女双方。

属女方因素约60%,男方因素约30%,属双方因素约10%。

一、输卵管性不孕

(一)慢性输卵管炎

输卵管阻塞或通而不畅是女性不孕症的重要原因,

约占1/3。病变原因以炎症为主,但非炎症病变率却在逐渐增加,也不可忽视。因不孕前来就诊属输卵管炎病变者皆为慢性输卵管炎。其形成可由急性输卵管炎治疗不彻底或不及时而导致输卵管黏膜粘连或盆腔炎。也可以是外阴阴道上皮和子宫内膜局部形成病灶而引起上行感染,形成慢性输卵管炎,如不全流产、残留胎盘引发的炎症。还可以由于输卵管周围器官或组织炎症而继发,尤其是在输卵管伞部或卵巢周围形成炎症粘连,如化脓性阑尾炎、结核性腹膜炎。

(二)结核性输卵管炎

慢性输卵管炎中约5%~10%为结核性输卵管炎。患肺结核的妇女中2%~8%同时有生殖器官结核。

二、外阴、阴道和宫颈性不孕

(一)外阴阴道疾病引起的不孕

1. 外阴阴道先天性发育异常

(1)无孔处女膜

系由于外阴分化过程中生殖褶形成的处女膜未与阴道穿通所致。多数无孔处女膜单独存在,而子宫、输卵管和卵巢均正常。

（2）阴道发育异常

阴道发育的胚胎原基双侧副中肾管和泌尿生殖窦阙如或发育停滞，将引起不同类型的阴道畸形并致不孕，如先天性无阴道、阴道横膈、阴道纵膈、阴道斜膈、阴道部分闭锁、阴道僵硬等。

（3）性分化异常

系由于性染色体核型异常所造成的性腺和第一、第二性征发育畸形，如真两性畸形、女性假两性畸形、男性假两性畸形。

2. 外阴阴道炎症引起的不孕

外阴阴道炎症可为一般性或特异性感染，其中较为常见的为滴虫和真菌感染以及细菌性阴道病。近年来性传播性疾病发生率逐年增加引人注目。

为何患阴道炎时会影响受孕呢？原因是患阴道炎时阴道内环境不利于精子的成活，影响了精子的活动力和穿透力，减少了进入宫颈和子宫腔内精子的数量，从而降低了受孕率。另一方面阴道炎时精子死亡和精子抗原的释放，促进了阴道内抗精子抗体的产生，其抗体滴定度明显增加会直接影响精子的成活率、活动力和穿透力，并降低受孕率。

3. 外阴阴道瘢痕引起的不孕

外阴阴道瘢痕多为炎症和损伤所致，如幼年时外阴炎引起的大小阴唇粘连闭锁。阴道炎和损伤引起的阴道瘢痕可位于阴道的下段、中段和上段，瘢痕可为完全性、部分性，瘢痕的长度不一，或为膜状，或为条索状。

（二）宫颈疾病引起的不孕

1. 宫颈畸形引起的不孕

如宫颈阙如、双宫颈畸形、先天性宫颈管狭窄、先天性宫颈延长症，这些都能导致精子通过阻碍引起不孕。

2. 宫颈解剖位置异常引起的不孕

如宫颈后仰及宫颈上仰，影响精子通过导致不孕。

3. 宫颈炎引起的不孕

按发病过程分为急性宫颈炎和慢性宫颈炎，临床以后者为多见。慢性宫颈炎又可分为：宫颈糜烂、宫颈肥大、宫颈息肉、宫颈腺体囊肿、宫颈颈管炎。

4. 宫颈黏液功能异常引起的不孕

宫颈及其颈管腺体是卵巢激素的重要靶组织，其解剖学形态和宫颈黏液分泌随卵巢激素的消长而呈现周期性变化，并与受孕功能密切相关。当卵巢功能失调（如无排卵、黄体功能不全和抗雌激素作用的药物应用）时，宫颈黏液分泌的数量和质量异常将影响精子的活动、储存、成活和获能而致不孕。

三、子宫性不孕

（一）子宫畸形引起的不孕

如部分纵膈子宫、双阴道双颈纵膈子宫、宫颈闭锁、单颈双角子宫等。子宫畸形导致不能容受精液和精子，或不利于孕卵着床、植入和胚胎发育导致胎盘位置异常、胎儿宫内发育迟缓或早产。

（二）宫腔粘连症引起的不孕

宫腔粘连可因损伤性刮宫、妇科手术损伤（如子宫肌瘤挖除术和畸形子宫矫治术后）或感染造成。损伤和感染破坏子宫内膜层的完整性，引起宫壁组织疤痕粘连愈着而致宫腔闭锁，降低了子宫容受性。另外受损的子宫内膜不利于精子储存、成活和获能，也不利于孕卵着床、胎盘植入和胚胎发育。

（三）子宫肌瘤性不孕

子宫肌瘤是一种性激素依赖性肿瘤，尤多发于生育年龄妇女。肌瘤的发生与遗传、种族、地域、卵巢功能失调和性激素分泌紊乱有关。肌瘤性卵巢性激素分泌失调是肌瘤发生内源性基础，外源性性激素如口服避孕药、不恰当性激素治疗也是诱发肌瘤发生的重要因素。

（四）子宫内膜炎与不孕

子宫内膜炎多由外阴阴道感染上行蔓延所致，子宫内膜炎的病菌可为细菌、病毒、真菌等。轻型子宫内膜炎仅限于子宫内膜层，而慢性或迁延性感染往往累及输卵管、卵巢，子宫肌层和盆腔腹膜引起附件炎、盆腔炎，盆腔腹膜和脏器粘连而致不孕。内膜炎症时，局部炎性细胞浸润和炎症介质的渗出呈现胚胎毒作用，不利于精子成活和孕卵着床，炎症累及输卵管可引起梗阻性不孕。

（五）子宫内膜息肉与不孕

子宫内息肉可由慢性子宫内膜炎、子宫肌炎、宫腔异物、特异性感染（如结核、阿米巴和血吸虫等）或胎盘残留并感染所致。当息肉充塞宫腔时，会妨碍精子和孕卵存留及着床；当息肉合并感染时宫腔内环境发生变化不利于精子和孕卵的成活；当息肉合并输卵管或卵巢炎时可引起梗阻性或无排卵性不孕。

四、内分泌失调性不孕

内分泌失调是导致女性不孕的重要原因，其实正常排卵周期的建立需下丘脑—垂体—卵巢轴功能正常。其

黄海龙治不孕

中任何一个部位功能障碍都可能导致不排卵，因而引起无月经、月经稀发、功血等，进而可能导致不孕症，这种由于内分泌原因导致的不孕症即内分泌失调性不孕。内分泌性不孕的主要原因包括如下几个方面：

（一）排卵障碍

下丘脑—垂体—卵巢轴中任何一个环节的功能失调或器质性病变，都可造成排卵障碍。

1. 下丘脑性无排卵

如精神疾病或过度紧张、节食致体重过轻、颅咽管瘤等能通过影响下丘脑激素（促性腺激素释放激素、促肾上腺皮质激素释放激素等）的释放而抑制生殖轴的功能。

2. 垂体功能障碍

如垂体肿瘤、席汉氏综合征等疾病可影响促性腺激素的分泌，继而影响卵巢功能。

3. 卵巢性无排卵

如先天性卵巢发育不全、多囊卵巢综合征、卵巢早衰、黄体化不破裂卵泡综合征等，因卵巢分泌的性激素水平低下，导致卵泡发育异常及无排卵；另外，甲状腺、肾上腺等腺体功能异常也能通过影响下丘脑的调节功能而造成不孕。

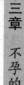

（二）黄体功能不全

黄体分泌孕激素不足或黄体过早萎缩，使受精卵发育异常，子宫内膜分泌反应不良，影响受精卵着床而导致不孕，即使妊娠也极易流产。导致黄体功能低下的原因可能和排卵期的卵泡发育有关，如小卵泡排卵后，黄体发育不良，血清孕激素低落致子宫内膜发育迟缓；另一方面是子宫内膜受体的问题，如孕激素受体（PR）低，即使孕激素水平正常也不能使子宫内膜对孕激素起正常反应，即所谓假性黄体功能不全。

（三）多囊卵巢综合征

此病患者具有月经紊乱、无排卵、多毛、痤疮、肥胖等临床表现合并双侧卵巢增大呈多囊改变，其病因尚未明确。多囊卵巢综合征的基本生化异常是胰岛素抵抗和胰岛B细胞受损，由此可导致高胰岛素血症和明确的糖尿病；其常见内分泌异常是循环中雄激素过多，由此导致多囊卵巢综合征的多种症状和体征，比如月经不规律、多毛、痤疮和秃顶等。

（四）高泌乳血症

正常血清泌乳激素（PRL）的释放及其昼夜节律对

乳腺发育、泌乳和卵巢功能起重要调节作用。PRL分泌受下丘脑泌乳激素释放激素和泌乳激素抑制激素的双重调节，一旦这种调节出现失衡即可引起高泌乳血症（HPRL）。HPRL可为生理性和病理性因素所引起。其中生理性高泌乳素血症有：夜间和睡眠、黄体期、妊娠期（较非孕期升高≥10倍）、哺乳期（受按摩、乳头吸吮引起急性、短期或持续性分泌增多）、低血糖、运动和应激刺激等。而病理性因素主要是下丘脑或垂体疾患，如颅咽管瘤、垂体泌乳激素瘤等。HPRL临床表现为闭经、溢乳、月经紊乱与不孕。

（五）甲状腺疾病

甲状腺功能亢进或减退、甲状腺炎等均可通过影响下丘脑GnRH分泌导致FSH、LH分泌失调，卵巢功能受损而引起不孕。

（六）其他

如先天性性分化异常、多毛症与男性化等。

五、免疫性不孕

免疫性不孕是由于生殖系统抗原的自身免疫或同种异体免疫引起，如：精子、精浆、卵子的透明带、卵巢产生类固醇激素的细胞及宫内膜细胞作为特异性抗原，刺激机体产生特异性抗体引起不孕。与不孕有关的抗体包括抗精子抗体(AsAb)、抗卵巢抗体(AoAb)、抗子宫内膜抗体(EmAb)、抗心磷脂抗体(AcAb)、抗透明带抗体(ZPAb)等,其中抗精子抗体最为常见,其机制为:由于生殖道内有损伤、炎症或阴道出血期间仍继续性交,女性生殖道黏膜上皮的完整性受损,性交后进入阴道的精液成分,尤其是精子的异抗原,可刺激女性免疫系统引起免疫排斥反应而在血清中产生抗精子抗体或宫颈黏液中产生抗精子抗体。抗精子抗体可通过抑制精子活性、阻止精卵结合及受精卵着床等途径而导致不孕。

另外血型不合也可导致不孕,如Rh因子或ABO溶血造成的习惯性流产或死胎。

六、全身性因素

营养障碍、代谢性疾病、慢性消耗性疾病、单纯性肥胖等可以影响性激素的水平及受精卵的营养引起不孕。或服用生棉籽油、有毒化学试剂、放射线照射、微波等物理因素影响精子和卵子的数量和质量造成不孕。

七、遗传性不孕

遗传因素所致不孕主要包括性染色体组成异常(如特纳综合征、性腺发育不全、真两性畸形等)和性腺发育异常（如单纯性性腺发育不全、XY单纯性性腺发育不全等）。

八、精神神经因素

几乎所有的不孕症患者或多或少都承受着不同程度的心理压力，表现为情绪焦虑、精神紧张，甚至抑郁或植物性神经系统功能失调、环境性闭经、神经性厌食、假孕等。精神因素可以引起不孕症，而不孕症通过多种途径引起夫妻精神紧张。大约有5%的不孕症是由精神因素引起的。当人类精神紧张时，机体会发生应激反应，肾上腺素与去甲肾上腺素释放增加，儿茶酚胺的浓度增加，下丘脑和垂体合成的内啡肽增加，泌乳素的释放也增加。所有这些激素的变化都影响正常月经周期的调节，抑制促性腺激素释放激素（GnRH）的分泌及垂体对GnRH的反应，干扰卵巢甾体激素的合成，其结果导致排卵障碍而造成不孕。

九、不明原因

虽说医学领域新技术的发展日新月异，但对某些疾病病因和发病机理的认识仍不能完全阐释清楚，不明原因不孕症就是其中之一。此类不孕症患者各项常规或特殊检查结果均在正常范围，病人有正常的排卵，输卵管通畅，子宫内膜发育正常，丈夫的精子数目、活动率也在正常范围，却无法怀孕，所以临床上把此类不孕症归于不明原因不孕的范围。不孕肯定存在着影响受孕的病因，只是目前尚无明确的定论或是检查项目仍存在缺陷、盲点，还有许多引起不孕症的未知原因尚未发现或有些与不孕相关的因素检查不能在临床广泛应用。故常规不孕不育的检查正常并不能说明生育能力完全正常。也有部分患者因心理负担过重，影响了卵巢功能，一旦解除了心理压力，很快就能怀孕。

第二节　不孕的检查

对于初诊的不孕夫妇，应该先检查男方，若无异常，再对女方进行全面的检查。因为男方的检查项目（体检、超声、精液检查）为无创性检查，成本较低。女性有关不孕的检查项目较多，需要根据患者情况选择相应的项目，以下主要介绍女性不孕症的相关检查。

一、一般检查

（一）全身检查

包括体温、脉搏、血压、身高、体重和体态特征等，重点了解第二性征的发育情况，如乳房发育情况、有无溢乳、毛发分布有无异常等。如患者的身高和体重异常，身材过于高大或矮小，提示有性腺发育异常的可能；体重指数（BMI）在25～27.5的多囊卵巢综合征的妇女流产率会增加，BMI大于29的无排卵女性，调节饮食、减轻体重有助于受孕；体重过低，易产生低雌激素性闭经，适当增重、恢复规律性月经再考虑妊娠；若乳房发育差，提示体内可能有各种原因引起的雌激素水平低下；若乳晕周围和脐周多毛可见于多囊卵巢综合征或体内雄激素水平过高；若有溢乳则要考虑高泌乳素血症、空泡蝶鞍及垂体泌乳素瘤等；若有贫血貌则提示可能有月经过多或血液病等。

（二）实验室检查

包括血常规、尿常规、血型、血沉、凝血等。重点是阴道分泌物检查即白带检查。生理性白带是由阴道黏膜渗出物、宫颈腺体及子宫内膜腺体分泌物混合而成，月经前、排卵期及妊娠早期白带稍有增加属正常生理现象。阴道分泌物检查前24小时内禁止性生活、阴道用药，且需避开月经期。

1. 阴道酸碱度（pH值）

正常阴道pH值在3.8～4.5之间，呈弱酸性，可防止致病菌在阴道内繁殖。患念珠菌性阴道炎时pH值可以在正常范围内，当患有滴虫性或细菌性阴道炎时白带的pH值上升，可大于5～6。

2. 阴道清洁度

根据白带中上皮细胞、白细胞、杆菌、球菌的多少来分度。分为Ⅰ、Ⅱ、Ⅲ、Ⅳ四度,其中Ⅰ、Ⅱ度为正常,Ⅲ、Ⅳ度即分泌物中含多量白细胞或杂菌,提示有阴道炎。

3. 微生物检查

包括真菌、滴虫、细菌、支原体、衣原体等项,"+"(阳性)表示有微生物感染。

(三)排除全身性疾病的检查

如结核病、糖尿病、甲状腺功能亢进或减退、垂体病变、肾上腺疾病等。(详见后面的介绍)

二、妇科检查

应由有丰富经验的妇科医师执行,一般需避开月经期。妇科检查包括外阴、阴道、宫颈、宫体及双侧附件的检查,了解内外生殖器的发育、有无炎症、肿瘤和畸形。通过妇科检查观察外阴与阴道有无各种先天畸形,观察阴蒂大小,有无阴道及尿道开口异常等生殖道发育异常情况,可判断有无各种阴道畸形、炎症;有无先天性宫颈闭锁、宫颈糜烂、息肉及囊肿,观察宫颈黏液的性质与量,子宫大小、位置、形态、软硬度及活动度、有无压痛等,触诊附件有无肿块、增厚或压痛,从而为后续检查提供线索。

（一）卵巢功能的测定及排卵检测

1. 基础体温测定

基础体温（BBT）是测量机体静息状态下的体温，要求经6个小时以上的充足睡眠，每天早晨醒后，同一时间段未做任何活动之前测量，将测得的结果逐日记录于基础体温单上并连成曲线，一般需连续测量至少3个月经周期。如下图所示，正常有排卵妇女月经周期的基础体温呈现典型的双相曲线，即：月经来潮后至排卵前基础体温较低（低温相），排卵后体温上升0.3℃～0.5℃（高温相），一直持续到经前1～2日或月经第1日体温又降至原来水平（图1）。若无排卵，基础体温无上升改变而呈单相曲线（图2）。若基础体温持续升高在37℃左右达18日可协助诊断妊娠。基础体温呈现典型双相型变化，是由于卵巢周期的节律性改变所致，即：低温相是由发育期卵泡所产生的雌激素影响，排卵期体温降低是因成熟卵泡排卵前所产生的雌激素高峰，高温相是在排卵后黄体产生的孕激素的影响下形成，之后黄体萎缩雌孕激素同时下降而导致体温下降。此方法简便易操作，患者可自行坚持测量，能判断有无排卵、预测排卵日、有无黄体形成或黄体是否健全等，在不孕症的诊治中具有重要的参考价值。

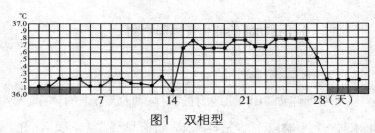

图1　双相型

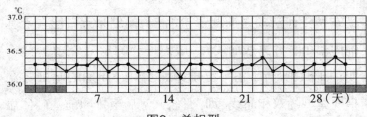

图2　单相型

2. 宫颈黏液检查

宫颈黏液在雌孕激素的调节下有明显周期性变化，月经来潮后至排卵前随着雌激素水平提高，黏液分泌量不断增加，至排卵期宫颈黏液变得非常稀薄、透明，拉丝度可达10cm以上，便于精子穿透。排卵后黏液分泌量逐渐减少，质地变黏稠而混浊，拉丝度差，易断裂。根据月经周期中宫颈黏液的变化，可判断有无排卵，了解卵巢的功能状态。宫颈黏液检查主要有以下两项：

（1）宫颈黏液的性状检查

观察宫颈黏液分泌量、透明度、黏稠性、拉丝度，涂片查羊齿状结晶，宫颈黏液的性状可反映出卵巢排卵的功能。如在月经周期中连续观察并与基础体温结合，则准确性更高。

（2）性交后试验（PCT）

检测精子对宫颈黏液穿透性和相容性。在接近排卵期时夫妇进行性交，性交后一定时间（2~8小时）内采取宫颈管内外的黏液进行镜检，从而获知精子是否能穿透宫颈黏液在宫颈内正常存活，是否具有较好的活动率和活动力等。试验应选择在预测的排卵期进行，试验前禁止性交2~3天，以备有足够的精液量。

3. 阴道细胞学检查

正常阴道脱落细胞有鳞状上皮细胞及柱状上皮细胞，前者来自阴道及宫颈阴道部上皮，后者来自子宫颈管，通常不多见。鳞状上皮生长、分化受卵巢激素主要是雌激素的影响。在雌激素水平高时，阴道细胞常出现较多的表层细胞，临床上多以致密核表层细胞（角分细胞）数量表示阴道细胞成熟程度，进而推断雌激素水平；在雌激水平低时，片中即出现底层细胞，临床上以底层细胞计数来诊断卵巢功能低落程度。一般于月经干净后开始，隔日一次，直至下次月经来潮。

4. 子宫内膜病理检查

通过子宫内膜活检可判断有无排卵和黄体功能，排除子宫内膜息肉、结核等病变。一般于月经期前1~2天及月经来潮后6小时内进行。如为分泌期子宫内膜提示有排

卵；增生期子宫内膜提示无排卵；若内膜分泌期改变较正常落后2~3天以上，提示黄体功能不良。

5. 基础内分泌检查

对于不孕症患者临床常规需测定性激素6项：雌激素（E2）、孕激素（P）、促性腺激素（FSH和LH）、睾酮（T）、催乳激素（PRL）。在正常月经周期中，促性腺激素（FSH和LH）、雌激素（E2）、孕激素（P）均随卵巢内分泌的周期性变化而波动（如图3所示）。测定孕激素应在黄体中期进行，反映是否排卵和黄体功能；测定FSH等在月经周期第2~3日进行，可反映卵巢的基础状态。

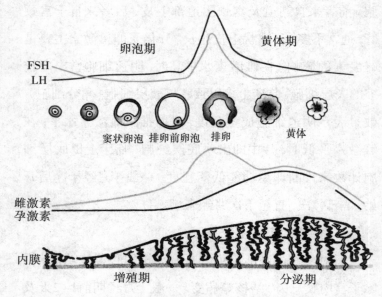

图3　性激素、卵巢及子宫内膜周期性变化示意图

（1）雌激素（E2）：主要由卵巢的卵泡分泌，对维持女性生殖功能和第二性征有重要作用。测定雌激素水平能监测卵泡发育及其功能状态，推测有无排卵。雌激素增高，见于无排卵性月经，功能性卵巢肿瘤（如颗粒细胞瘤）等；雌激素降低，见于原发性和继发性卵巢功能低下。

（2）孕激素（P）：主要由卵巢的黄体分泌，能使子宫内膜转变成分泌期，利于胚胎着床。一般通过测定黄体中期血孕激素水平并结合其他指标来推测有无排卵。孕激素降低，有原发性或继发性闭经，无排卵性月经或无排卵性功能失调性子宫出血，多囊卵巢综合征。

（3）促性腺激素：包括卵泡刺激素（FSH）及黄体生成激素（LH），由垂体分泌。FSH主要功能是促进卵泡发育成熟及分泌雌激素；黄体生成激素主要功能是促进排卵和黄体生成，促使黄体分泌雌孕激素。卵泡刺激素、黄体生成激素均升高，见于卵巢发育不全、卵巢早衰、卵巢性闭经、原发性性腺功减退症；卵泡刺激素、黄体生成激素均低，见于垂体性闭经；而多囊卵巢综合征有卵泡刺激素处于低水平，黄体生成激素偏高，且LH/FSH＞2。同时通过测定黄体生成激素峰值能了解排卵情况。

（4）睾酮（T）：来自卵巢和肾上腺皮质，主要功能是促进阴蒂、阴唇和阴阜的发育，对雌激素有拮抗作用，对全身代谢有一定影响。测定睾酮能协助诊查不孕病因如多囊卵巢综合征等。

（5）催乳激素（PRL）：由垂体分泌，主要功能是促进乳房发育及泌乳。由于血清催乳激素易受饮食、运动等影响，因此于上午10点左右检测结果较准确。催乳激素高，见于垂体肿瘤、原发性甲状腺功能减退、高泌乳素血症、卵巢早衰等。

（二）输卵管通畅检查

在男方精液检查和排卵检测都无法解释不孕时，才需要做输卵管通畅试验。输卵管通畅检查主要目的是检查输卵管是否通畅，了解宫腔和输卵管腔的形态和输卵管的阻塞部位，还可分离轻度输卵管管腔内的粘连，具有一定的治疗作用。常用的有输卵管通液术、X线下子宫输卵管造影、子宫输卵管超声检查、妇科内镜输卵管通液检查（前三种检查要求于月经干净3~7天进行，术前3天及术后两周禁性生活）。当患者未合并盆腔感染性疾病、子宫内膜异位症，既往无异位妊娠病史时，首先推荐子宫输卵管造影。

1. 输卵管通液术

利用美蓝液或生理盐水通过导管向宫腔内注入液体，根据阻力大小、有无回流和病人的感觉来判断输卵管是否通畅。若液体全部注入管腔并无阻力，宫颈口无外漏，患者无不适感则诊断为输卵管通畅；若注入时有阻力，加压后可注入，但有少量外漏，患者感觉有轻微腹痛，则诊断为输卵管通而不畅；若注入时阻力大，加压后边推边漏，患者下腹胀痛，则为输卵管不通。

输卵管通液检查因其设备简单、操作简便、价格低廉等优点曾在20世纪80年代被广泛应用，但临床观察误诊率高达50%，既不能明确诊断输卵管的具体堵塞部位、性质，又易造成宫外孕大出血的风险，对诊断输卵管没有实际意义，所以被各大医院废除了。输卵管通液检查在一些条件较差的医院和诊所仍是一种检查输卵管通畅性的方法。

2. X线下子宫输卵管造影

经X线的子宫输卵管造影检查是一种影像学检查。这种方法是利用X线诊断仪行X线透视及摄片，根据造影剂在输卵管及盆腔内的显影情况来了解输卵管是否通畅、阻塞部位及宫腔形态的一种检查方法。该检查损伤小，由有经验的医生操作，并附以数字X光机的应用，能对输卵管堵塞做出正确诊断，准确率达98%，且具有一定的治疗作用，是目前用来了解输卵管是否通畅及通畅程度和具体堵塞部位的最常用的检查方法。在许多方面是超声、CT、核磁、宫腔镜、腹腔镜、输卵管镜等无法替代的。它不仅能够确诊输卵管梗阻部位，同时还能确定输卵管梗阻性质及子宫大小形态是否有畸形，是迄今为止检查输卵管是否通畅的首选检查方法。但需要明确的是，碘油造影并非金标准，造影结果提示输卵管不通可能是确实存在输卵管阻塞，也可能是盆腔粘连导致的，此外不排除患者紧张造成的输卵管痉挛。因此当造影提示输卵管阻塞时，应该进一步行腹腔镜检查以证实。检查时所受到的辐射伤害与设备、摄片次数及时间等有关，辐射线对生殖细胞的损害具有累积效应，因此应尽量减少摄片次数，但是目前临床所用X线放射诊断仪都是低辐射并且经滤过的放射线，检查者接受的照射剂量低，较安全。另外，造影前需做碘过敏实验，过敏体质者需慎重。此检查方法在判断梗阻部位方面优于输卵管通液术，但在明确盆腔内疾病及粘连方面不及镜下通液术，因此，两者联合应用能使诊断准确而全面。

3. 子宫输卵管超声检查

有输卵管超声通畅试验和子宫输卵管超声造影两种，即超声下进行子宫输卵管通液或子宫输卵管造影。其中子宫输卵管超声造影利用宫腔及输卵管声学造影剂可用于观察子宫内膜及宫腔内病变情况，也能有效了解到输卵管的通畅程度及周围粘连情况，且操作简便、无创，目前在输卵管性不孕的检查中得到了越来越广泛的关注。但所用声学造影剂较昂贵，因此，除碘过敏患者外，目前还不能取代X线下子宫输卵管造影。

4. 妇科内镜输卵管通液检查

分为腹腔镜下检查和宫腔镜下检查2种。其中腹腔镜下通液染色试验是在腹腔镜直视下，观察所注入的染液在输卵管内的流动情况及输卵管伞端的溢出情况，是目前公认评价输卵管通畅性的最可靠的方法，且同时可做分离盆腔粘连、囊肿穿刺、电灼子宫内膜异位病灶等简单手术。但因其对器械要求高，且为创伤性手术，有一定的手术并发症风险，因此不作为常规检查方法。

（三）超声检查

B型超声检查是一种无创伤性的诊断技术，可反复施行，能迅速并较为准确地做出诊断，已经成为目前临床诊断不可缺少的手段之一，包括普通B型超声（经腹壁和经阴道）及彩色多普勒超声。其在不孕症中的应用主要有以下两个方面：

1. 协助病因诊断

B超能了解子宫和附件的情况、形态位置、盆腔有无积液来判断子宫畸形、子宫肌瘤、子宫内膜异位症、卵巢和输卵管肿瘤、盆腔炎性疾病等。

2. 监测卵泡发育

通常自月经周期第10天开始监测卵泡大小，一般成熟卵泡直径可达18mm；在监测卵泡发育的同时，尚可监

第三章 不孕的原因和检查

43

测子宫内膜的发育情况，间接判断体内雌激素水平，协助预测排卵并指导治疗。

（四）内镜检查

1. 宫腔镜检查

直视下观察子宫颈管、宫颈内口、宫内膜及输卵管开口，对宫腔内的生理及病理情况进行检查和诊断，便于针对病变组织准确取材并做病理检查，是一种直观、准确而可靠的检查手段，还可在直视下行宫腔内的手术治疗。对于诊断引起不孕的宫腔内疾病如子宫内膜炎、宫腔粘连、子宫畸形、子宫肌瘤、子宫内膜息肉及子宫结核等具有很高的应用价值。

2. 腹腔镜检查

排除排卵障碍、盆腔因素及男方因素之后仍不能找到明确原因的不孕症，需要诊断性腹腔镜来最后确诊。腹腔镜检可明确不孕的原因，如诊断子宫内膜异位症、明确或排除盆腔疾病、判断输卵管通畅情况、观察排卵状况、判断生殖道有无畸形等；并可同时进行可能的治疗，如盆腔粘连分离、子宫内膜异位症病灶的清除、输卵管成形术等。对于年龄偏大、卵巢功能减退的患者，在选择腹腔镜手术时需慎重，避免进一步影响卵巢功能。

通常情况下，联合进行宫腔、腹腔镜检查可以达到最佳效果。

（五）免疫学检查

在排除上述因素之后，需要对患者夫妇的免疫指标进行检测，以了解是否由于免疫性不孕。抗体检测：包括血清中抗精子抗体（ASAb）、抗卵巢抗体（AOAb）、抗子宫内膜抗体（EMAb）、抗心磷脂抗体（AcAb）等的检测。通过抗体检测可以判断免疫因素引起的不孕。

对反复性自然流产的患者，还有必要检测夫妇双方的封闭抗体（antiphospholipid antibody, APLA），对于封闭抗体阴性的患者，可有针对性地选用丈夫淋巴细胞主动免疫疗法，因为这些患者的流产次数越多，体内免疫系统紊乱越严重，若没有针对性有效的免疫干预，她们很难有机会成为母亲。临床研究表明，免疫治疗确能有效阻止封闭抗体缺乏性自然流产。国内外不同学者对原因不明性反复自然流产患者进行淋巴细胞免疫治疗后，妊娠成功率达72.73%～86.2%，且未发现对母婴的副反应，封闭抗体的阳性率明显高于治疗前，而封闭抗体阳性者再次妊娠的成功率明显高于阴性者。

（六）染色体检查

染色体检查是进行染色体核型分析的一种医学手

黄海龙治不孕

段,主要是通过该检查明确常染色体病、性染色体病、染色体结构异常携带者脆性X染色体综合征、染色体断裂综合征等疾病的主要方法。不作为常规检查,但对于多次不明原因的流产、闭经或月经异常,既往有出生缺陷生育史者,应检查染色体,以排除染色体疾病。

(七)结核菌素试验

结核菌素试验(PPD)对于查明原发性不孕、输卵管梗阻的原因很重要,可为抗结核治疗提供依据。

(八)CT、磁共振检查

颅部或盆腔局部的CT或磁共振扫描对于诊断垂体肿瘤、卵巢肿瘤等引起的不孕具有较大的价值。

(九)其他检查

1. 甲状腺功能

甲状腺功能检查包括:促甲状腺激素(TSH)、总甲状腺素(TT4)、总三碘甲腺原氨酸(TT3)、游离三碘甲腺原氨酸(FT3)、游离甲状腺素(FT4)(即"甲功五项")。若是甲状腺功能亢进,总甲状腺素(TT4)、总三碘甲腺原氨酸(TT3)、游离三碘甲腺原氨酸(FT3)、游离甲状腺素(FT4)均增高,促甲状腺素(TSH)降低;如果是甲状腺功能减退，有总甲状腺素、总三碘甲腺原氨酸、游离甲状腺素、游离三碘甲腺原氨酸均降低；若为原发性甲状腺功能减退，促甲状腺激素增高。当甲状腺功能亢进或不足时，能通过影响雌激素的代谢和各激素的转换，导致闭经和无排卵。

2. TORCH感染检测

TORCH包括弓形虫，风疹病毒，巨细胞病毒，单纯疱疹病毒I/II型。不孕症妇女如果发生TORCH感染，一旦怀孕，可危害母婴，致胎儿和婴儿异常。不孕妇女在孕前检查若为阳性，均应先治疗，治愈后再怀孕。如果在孕早期检测某种病原体阳性，也应进行治疗。一般IgG阳性，提示既往感染；而IgM阳性，则为感染活动期，需治疗后再受孕。

第四章 中医对不孕症的认识和治疗

第一节 中医对不孕症的认识

我国是世界四大文明古国之一、有上下五千多年历史的泱泱大国,在民族繁衍昌盛的历史长河中,中医做出的重要贡献可以追溯到几千年前。老祖宗对生育和不孕早就有了深刻的认识,如《周易》说:"妇三岁不孕。"首现中医不孕的病名,可谓源远流长。我们可以从下面几个方面加以分析:

一、对天癸的认识

早在两千多年前的《黄帝内经》中,老祖宗就认识到人体发育到一定时间会产生一种影响生长发育的物质,老祖宗称之为天癸。女的14岁左右,男的16岁左右,这种物质便产生了,它会影响、促进人体的生长发育,如《黄帝内经》中说:"女子二七而天癸至……丈夫二八,肾气盛,天癸至。"今天我们理解这种促进人体生长发育的物质,就是激素,或称"荷尔蒙"。中医认为人体有了

"天癸"，就会促使性机能的发育成熟，具体表现为女子二七之年有月经，男子"精气溢泻"。若"天癸"竭，女子七七之年就会"地道不通"，没有月经"而形坏无子也"。男子八八之年就会"天癸竭……五藏皆衰，筋骨解堕，天癸尽矣……而无子耳"。这就是说，男女若"天癸竭"了，便失去了生育能力，不会生儿育女。应该说两千多年前，老祖宗有如此深刻的认识是很了不起的。

二、对肾气的认识

人体"天癸"的产生，与肾气有关，只有"肾气盛"，肾气旺盛充实，它才能促进"天癸"的产生。肾气是人体元气的一种，能够推动和促进人体的生长发育。所以只要肾气旺盛，"天癸"就充盈，月经就正常，精气就盈满，生育就正常。所以中医强调肾气与生育是息息相关的，肾被称为人的"先天之本"，在不孕症中中医重视"肾气"的作用，道理也在于此。

三、对月经的认识

人类自远古时期有生命活动以来就已对月经有所认识，但上升到医学层面，用文字记载的是《黄帝内经》："女子七岁，肾气盛……二七而天癸至，任脉通，太冲脉盛，月事以时下，故有子……七七，任脉虚，太冲脉衰少，天癸竭，地道不通，故形坏而无子也。"在这段经文中，很明确提出，由于肾气充盈、饱满，天癸产生，任脉通畅，太冲脉旺盛，月经自然而然来潮，此时若"阴阳和"就能有子。在这里，月经是否正常，有三个前提必须强调：一是肾气要充足；二是天癸要至；三是任脉要通畅，太冲脉要旺盛。

四、对肝的认识

中医对不孕症的认识十分强调肝的作用，中医有"女子以肝为先天"一说。如何理解？首先要认识到肝的生理功能，它主疏泄和藏血，同时可调节人的经和精。所谓主疏泄可以调畅全身的气机和情志活动，女子月经前、经行中和月经后不同生理时期的气机活动和心理情志是不同的，正常情况下要气机通畅，不能郁结，心情要舒畅，不能怫郁，为什么女子月经前容易烦躁？产后容易忧郁？中医认为与肝的关系密切。有的女子可能有这种体会和经历，如果来月经时暴怒或悲伤，往往月经也戛然停止。为什么？虽然我们不讨论男子不育，但比如说为什么有的男子新婚出现阳痿，黄老曾从肝入手治疗过这样的病例，黄老认为可能是与新婚男子心情过于激动，肝的主疏泄功能太过所致，于是用养血柔肝方药取得了疗效。

五、对冲、任、督、带脉的认识

所谓任脉是奇经八脉之一，起于胞中。它的基本功能是总任全身阴脉之间的相互联系，调节人体阴脉的相互关系，故称之为"阴脉之海"。具有主胞胎，与女子月经来潮及妊养、生殖功能有关，所以《太平圣惠方》说："夫任者妊也，此是人之生养之本。"

所谓冲脉也是奇经八脉之一，起于胞中。它的基本功能是调节十二经气血，又称"十二经脉之海"即"冲为血海"，与女子月经及孕育功能有关，如《医宗金鉴》说："女子不孕之故，由伤其冲任之脉则月经不调……"所致。

所谓督脉也是奇经八脉之一，起于胞中。它的基本功能是调节全身阳脉之间相互联系，故又称之为"阳脉之海"。具有调节脑、髓、肾的功能，又因肾为先天之本，主生殖，所以历代医家认为女子宫寒不孕等生殖系统疾病与督脉相关。

所谓带脉也是奇经八脉之一，起于季胁，斜向下行到带脉穴，绕身一周，环行于腰腹部。它的基本功能是约束纵行诸经，有总束诸经的功能，如《太平圣惠方》说："夫带者，言总束诸脉，使得调柔也。"主司妇人带下妊娠，所以中医治疗习惯性流产，常责之带脉不固、带脉失约，道理也在于此。

第四章　中医对不孕症的认识和治疗

六、与其他脏腑关系

中医认为不孕的病因很复杂，除上述的认识之外，还有很多，如《妇科玉尺》说："女子不能生子有十病……一胞宫冷也，二脾胃寒也，三带脉急也，四肝气郁也，五痰气盛也，六相火旺也，七肾水亏也，八任督病也，九膀胱气化不行也，十气血虚不能摄精也。"等等。虽然是不孕，要强调中医的整体观念，辨证论治的特点，针对不同的病因要有不同的治疗方法，即所谓"不同质的矛盾要用不同的方法解决"，这也是中医辨证论治的精髓。

第二节　中医对不孕症的治疗

一、月经病

（一）月经过多

病例1：黄某，33岁，老师，未婚。1998年1月初诊。主诉月经量多，湿透卫生巾，经期长。经血由鲜红转淡红，伴头晕，心慌。查体：面黄唇白，口干苦，心烦，舌淡苔白，脉虚。在深圳某医院住院，并予输血、激素治疗，经量多症状未能缓解。后转请黄老治疗，虑其病妇，工作劳累，损伤心脾，脾不统血，气不摄血。加之大龄未婚，肝郁化火，肝不藏血，血不循经妄行所致。投以归脾汤加丹栀加减，中药如下：黄芪、酸枣仁、生地炭各30克，炒白术、党参、柏子仁、茯神、丹皮、丹参、炒黄芩各15克，麦冬、龙眼肉、炒栀子、柴胡、青皮、益母草各10克，五味子、田七各6克。3剂服后，经量明显减少，伴虚汗、腰痛，守上方加菟丝子30克，浮小麦、龙骨、牡蛎、桑寄生各15克，再进3剂后血止。因春节将至，嘱其饮食清淡，富有营养，不吃辛热炙烤之品，亦戒浓茶和酒水，注意休息，并以归脾丸和逍遥丸以善其后。

病例2：李某某，女，27岁，月经量多，经期长达10日，量多时卫生巾完全湿透，卫生巾一天需要六七块。由于月经量多，贫血貌，查体面色苍白，心慌，出虚汗，苔白，脉虚弱。首诊时黄老以气血两虚，脾不统血，用归脾汤加炮姜炭、炒地榆、仙鹤草、阿胶珠为治。因月经临近尾声，七八天后越来越减少，以为有效。月经干净后复诊，以补气补血为治，投当归补血汤加八珍汤。患者服药两周后，精神好转，面色转红，心不慌，但两侧乳房发胀，烦躁，早醒，梦多，舌苔干红，脉虚数。病人疑月经周期缩短，担心经量多，经期长，要求调经凉血，黄老以丹栀逍遥散和知柏地黄汤加柴胡、青皮、橘核为治。果然月经周期提前为22天，经量多，色红，无血块。急则治其标，先止血，首诊加用云南白药冲服，仍不效，晚上都要用两

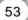

三块卫生巾，病人说能否妇科治疗，黄老说也好，当前最紧要的是止血，不能出血太多。患者以前曾多次出现上述症状，就诊西医予激素治疗后经量减少。只好等其月经干净后，再用中药调治。后来了解到患者谈恋爱，有性生活期间月经就会正常。黄老很快意识到患者的病与肝肾功能相关，肾虚阴火，火扰子宫，迫血妄行；肝郁气滞，气郁化火，血热妄行。以滋肾降火，清肝凉血为治，方投丹栀逍遥散合知柏地黄汤加味：丹皮10克，炒栀子15克，当归10克，赤、白芍各10克，柴胡10克，茯苓15克，白术15克，甘草10克，薄荷5克后下，知母10克，黄柏10克，生地30克，淮山15克，泽泻10克，山茱萸10克，加蒲公英15克，炒地榆15克，仙鹤草15克，炒藕节30克。每日1剂，水煎两服，早晚冲服云南白药0.5克，一周后，经量减少，病人烦躁症状减轻。再诊以二仙散（当归、巴戟天、仙灵脾、仙茅、黄柏、知母）、六味地黄汤加当归补血汤治疗。经期8天干净，较前缩短两天。如是治疗两三个月，病情巩固。半年后复诊时患者悄悄说，已有意中人，在恋爱期，病情稳定。从此治疗进入坦途，黄老叮嘱患者在月经前后服丹栀逍遥加知柏地黄汤，如月经不多，可以改服中成药，排卵期用玉屏风散、六味地黄丸和五子衍宗丸，如是坚持几个月后患者告知暂借调广州工作，一切如常。

　　病例3：侯某某，女，14岁，学生。2011年10月，因月经不调，淋漓不净，父亲带来市中医院名中医馆找黄老调治。由于父母离婚，女儿判给父亲抚养，父亲虽很关爱，但这种事不如母亲贴心，再说女儿尚小，也不太好意思与父亲讲。学校功课紧张，做作业差不多每晚都要快11点钟才能休息，第二天早晨不到7点钟又要起床赶到学校早读，孩子非常疲倦，经期长，淋漓不净，出现贫血面貌，脸色蜡黄蜡黄的，影响青春期发育，瘦长条的体型像"豆芽菜"。上课精神难以集中，记忆力差，成绩跟不上大家，孩子又急又烦，经常在父亲面前发脾气，父亲很无奈，才把上述情况一五一十告诉黄老，黄老既同情父亲，也很怜悯小孩，告诉父女会好好为她治疗的。月经期黄老给她开归脾汤加养血调经止血药，月经后开补气补血和养血安神中药，经前若出现烦躁不宁、失眠多梦，黄老又改开酸枣仁汤加丹栀逍遥散和生脉散、柏子仁、生龙牡等疏肝解郁，柔肝养血，镇心安眠等中药治疗。由于药症相符，孩子的病情不复杂，慢慢疗效也明显，每次看病后黄老都会做些孩子的思想疏导，以及注意事项，父女俩很信任黄老，后来也不说黄教授，改口称黄爷爷。为了不影响孩子学习，黄老都给予她很多能给予的照顾，比如下课要到12点钟，赶到医院看病会晚些时间，往往挂不到号……黄老告诉他们父女，可以等到下课小孩来（其实黄老也极少会12点钟下班，都要拖延到12点后，

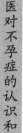

看完了病人才走）。挂不上号黄老会写条子给挂号室加号。如是半年多，孩子的经量多、经期长症状基本缓解，身体也强壮起来，色泽红润，不烦躁，学习成绩有进步，赶上了同学。

按语：月经过多，一是指经量多，完全湿透多片卫生巾；二是指经期长，可以十天半个月都不干净，在中医谓之"血崩"。在西医谓之功能失调性子宫出血，分为有排卵性和无排卵性功能失调性子宫出血。黄老所举的3例病案，都应该强调肝的功能，这一点不可忽略。例1除脾不统血外，与大龄单身，郁郁不乐，以致肝气郁结，郁而化火，火迫血行，血不归经而妄行，所以用丹皮、栀子、柴胡、青皮疏肝解郁，泻火凉血有效。例2年轻而肝肾相火偏盛，服中药有时难以奏效，非激素治疗不可，有了性生活后，情况才有所缓解，再用中药效果也显著。诚如人们所说"该开花时要开花，该结果时要结果""男大当婚，女大当嫁"的道理，中医也强调"孤阴不生，独阳不长"，要"阴阳调和"。除了丹栀逍遥疏肝解郁外，还用知柏地黄汤滋阴降火，才慢慢使症状减轻，好转。例3月经不调，淋漓不净，以致气血不足，记忆力差，学习压力大。单亲家庭虽然父亲很呵护，但缺乏母爱，月经期如何调理，父亲总不如妈妈好，所以小孩心情压抑快乐不起来。黄老除了治疗上关心，还给予力所能及的照顾呵护，让孩子感到温暖，所以疗效才满意。黄老举以上3例，除强调月经过多的中医药治疗方法，同时突出女子以"肝为先天"的道理，临床要注意治肝。

（二）月经淋漓不断

病例：蔡某，女性，31岁，职员，已婚。产后经期延长淋漓不尽，长达10多天，烦躁，经前脸生痘，乳房肿胀，曾在西医妇科予人工周期治疗后月经恢复正常，但出现内分泌紊乱。性激素六项检查结果显示：促卵泡生成激素偏低，雌激素、孕激素偏高。脸生黄褐斑，经前烦躁加甚，寝差梦多，自觉阴道干涩，常伴有无名烦恼，口干，口苦。停用激素人工周期后，再现经期延长，长达10天甚至半个月。于2001年11月转请中医治疗。症见上述，舌红苔白，脉细数。辨证为肝肾不足，阴虚火旺，以二仙汤合六味地黄汤调和阴阳，滋补肝肾，滋阴降火为治。中药如下：巴戟天、生地、淮山、茯苓、丹参各15克，仙灵脾、仙茅、当归、知母、黄柏、丹皮、泽泻、山茱萸、益母草、柴胡、青皮各10克。5剂服后烦躁明显减轻，口干，口苦减轻，仍寝差，难以入睡，睡后梦多，守上方再加入酸枣仁30克，茯神、女贞子、旱莲草、煅龙骨、煅牡蛎各15克，制龟板10克，后3味先煎半小时，再加入其他诸药。7剂后，烦恼明显减轻，口不干苦，睡眠转好，梦亦减少，效不更方，再进7剂。复诊时已值经前，但无乳房肿胀，脸不生痘。又服7剂后，月经来潮，量少色暗，不烦，改用桃红四物汤合地黄汤加丹参、山楂各15克，益母草、柴胡、青皮各10克，田七6克。经期缩短为6日，症状无反复，仍用二仙汤合六味地黄汤加酸枣仁、茯神、女贞子、旱莲草、制龟板、龙牡以善其后，如是治疗2个月后，经期恢复正常，眠好，不烦躁，阴道湿润，夫妻生活和谐美满，脸不生痘，黄褐斑渐退。

（三）闭经

病例1：杨某，33岁，职工。闭经8个月，曾以西药黄体酮治疗，月经仍未来潮，自觉腰痛，下腹胀，内分泌检查正常，夫妻生活亦正常，舌质较暗，脉显涩象。2001年12月转诊中医，黄老先以桃红四物为治，7剂服后月经仍未来潮。二诊在原方基础上加丹参、炒山楂各15克，益母草、制香附、柴胡各10克。7剂服后，月经仍无。三诊在原方基础上加入水蛭6克。嘱其见红即停服药，病妇告知3剂服后，月经来，6日干净。经前小腹胀痛，经血出痛止，神清气爽。随访至今，月经正常。

病例2：胡某某，女，28岁。人流后月经不调，有时两三个月不来，用黄体酮治疗后月经才会来，但经量少（护垫一两块），期短（一两天干净）色暗。经前乳房胀、乳头痛，烦躁、难以入寐，体重增加，以后发展到不用黄体酮月经就不来，已有一两年了，西医诊断为内分泌紊乱引起的闭经。因此转请黄老治疗。2004年4月初首诊：主述如上，舌暗红，苔干，脉细小。诊为顽固性闭经。证属瘀血闭阻，胞脉不通，以桃红四物汤治疗，寸效未进。继以桃核承气汤治疗亦不应。再以抵当汤（水蛭5克、虻虫10克、桃仁15克、大黄5克）加丹参15克、益母草10克、川牛膝10克，每日1剂，水煎两服。并嘱服后如有下腹痛，月经来潮即停药，不适随诊。3剂后，上述症状无缓解。原方加重水蛭为10克、大黄10克，再服3剂，也无反应，既不腹痛，也不见红。黄老思考良久，在上方基础上加土鳖虫15克、地龙10克，以米酒、红糖调服3剂后，病人告知阴道有点咖啡色液体流出，应该是月经初现端倪。之后每次经前10天照服上药5~7剂后，月经才慢慢来，开始量少后增多，不几日后即转正常，经血暗黑转红。治疗3个月后，顽固性闭经才治愈。

按语：月经不调，以致闭经，很多病人开始图方便，多用黄体酮治疗，后来出现不良反应才请中医诊疗。黄老开始常用一般调经方药，如活血调经的桃红四物汤治疗。若不效，才考虑用活血化瘀下瘀血的桃核承气汤治疗。再不效，才会用重方大剂，如破血逐瘀抵当汤之类。若闭经属于寒证或虚证，又当别论。桃核承气汤和抵当汤都是《伤寒论》方剂，主治太阳病蓄血轻、重证，但黄老常用来治疗闭经。一般病妇对方中的水蛭——俗称蚂蟥，都很害怕。但经黄老解释后能接受，出现显效后更使疑虑渐渐打消。综上所述，黄老对于不同的疑难杂症，根据中医辨证论治和异病同治的原则，应用不同的虫类药，如全蝎、蜈蚣、地龙、白僵蚕、蝉蜕、蕲蛇、乌梢蛇、白花蛇、蛇蜕、虻虫、水蛭、土鳖虫、蛴螬等，都取得了满意的临床疗效。

黄老临证时，对月经病辨证常责之于"肝、脾、肾"三脏。一是古云女子以肝为先天，肝有主疏泄和藏血功能，与妇人情志变化和经血多少关系很大。二是脾有生血和统血功能，若脾不生血，血海无源，则月经少或闭经；若脾不统血，血不归经又会月经过多，甚至血崩。三是肾藏精，精血同源，古云"经水出于肾"，就是这个道理。二是黄老临证时，对月经病治疗紧紧抓住"气、血、瘀"。对于"气"，如肝气郁结，气机不畅经期可伴痛经、乳胀、胁满、郁郁不乐、善叹息等兼证；若肝郁化热化火，月经可以量多、色鲜、头晕头痛、口苦目眩、心烦易怒等兼证。如脾气不健，气血不足，可出现量少色淡,甚至闭经;也可出现面色失华,神疲肢倦,胃纳不佳,头晕心慌,失眠,健忘等兼证;脾不统血则可月经过多,经期长,面色苍白,少气懒言,心慌自汗等兼证。若肾气不足,除出现腰痛脚软,头晕耳鸣,小便频数清长或余沥不尽兼证,月经也可出现经期紊乱,长短不一等。对于"血",血得热则妄行,月经初期量多,甚至血崩,经行吐衄等证;血虚则血海不足,月经后期,量少色淡,甚至闭经。血寒凝滞,血运不畅,月经后期量少,甚至痛经,闭经,小腹痛,得温痛减,得热痛止等。对于"瘀","瘀血"可以阻滞经脉,经血不畅,而月经或多是由瘀血阻滞经脉,血液不循常道而溢于脉外所致;月经量少也是由于瘀血阻滞经脉,血液运行不畅所致。经血无论是多是少,都可出现经血有块,或大或小,伴随痛经或下腹坠胀等兼证。三是黄老临证用药,紧紧围绕"肝、脾、肾"和"气、血、瘀"。治肝如当归、白芍养血柔肝;柴胡、青皮以疏肝理气。治脾多黄芪、党参、白术、茯苓健脾益气以生血、统血。治肾如仙灵脾、仙茅、巴戟天以补肾气,六味地黄汤滋肾养阴,化精血。治气如参芪术草补气生血统血;柴胡、青皮疏肝理气以调经。治血如四物汤养血调经;生地、丹皮、赤芍清热凉血;丹参、益母草活血调经。治瘀如桃仁、红花甚至水蛭活血化瘀。其他兼证，随症加减，如失眠加酸枣仁汤合二至丸，生痘加蕲蛇、地龙、刺蒺藜、皂角刺、防风，督脉虚、冲任不固加制龟板、龙骨、牡蛎等。总之，临证时要辨证求因，审因论治，才能取得较好的疗效。

二、子宫肌瘤

病例：罗某某，女，35岁。发现子宫占位一年多，月经不调，痛经，经量少，色暗，有血块，淋漓不净，经期较长。2007年5月30日B超报告子宫前壁浆膜下见一个大小约18mm×11mm低回声包块，形态欠规则，边界清楚，诊为子宫肌瘤。治疗半年后效果不好，复查B超报告子宫前壁仍可见一个大小约18mm×11mm的低回声区，向浆膜下突出，形状呈圆形。西医劝其手术，患者怕开刀而来请黄老治疗。症如前述，舌质偏暗，脉细涩，诊为癥瘕。证为气滞血瘀，胞宫瘀阻，凝聚成块。治以理气活血，化瘀消块。方投生化汤加化瘤汤治疗：当归10克、炮姜5克、川芎10克、桃仁10克、甘草10克、三棱10克、莪术10克、制乳香5克、制没药5克、丹参15克、益母草10克。每日1剂，水煎两服。嘱其忌服酸冷、油炸食品。服药半月，适逢月经来潮，疼痛减轻，血块减少，经期长达八九天。药已见效，效不更方。2个月后，月经基本正常，量增多，色暗红，无血块，不痛经，舌暗渐退，脉转浮小。2008年春节后，复查B超报告子宫切面形态大小正常，宫壁回声均匀，内膜线居中，宫腔内未见异常回声。前后服药3个月，子宫肌瘤治愈。

按语： 子宫肌瘤为中青年妇女常见、多发病。有不少这类患者求诊于黄老，他善用《傅青主女科》中生化汤。傅氏用以治产后血虚有寒，恶露不行，小腹冷痛。黄老认为无论是恶露不行，或宫血排放不畅，或宫腔炎症的充血水肿，久而久之都易形成气滞血瘀，久瘀凝结不散，渐致肿块肌瘤。黄老以当归活血补血，川芎、桃仁活血行气化瘀，炮姜温经化瘀，甘草补中。张秉成在《成方便读》中赞赏方中当归养血，甘草补中，川芎理血中之气，桃仁行血中之瘀，炮姜色黑入营，助归草以生新，佐芎桃而化旧，生化之妙，神乎其神。黄老再加丹参、益母草活冲任之血，祛胞宫之瘀，更相得益彰。尤其要指出黄老的经验方化瘤汤治疗子宫肌瘤，药简效宏，由三棱、莪术、制乳香、制没药四味药组成——意取张锡纯《医学衷中参西录》中活络效灵丹组方之妙。方中三棱破血中之气，功专破血祛瘀，行气止痛、化积消块；莪术为气中血药，善破气中之血，以破气消积。二药相伍，气血双施，活血化瘀，行气止痛，化积消块之力彰。诚如王好古所说"三棱，破血中之气，肝经血分药也。三棱、莪术治积块疮硬者，乃坚者削之也"。制没药，据《中药大辞典》载，炮制方法有二：一是取拣净的没药置锅内用文火炒至表面稍见熔化点，取出放凉；二是或炒至表面稍见熔化时，喷洒米醋，继续炒至外层明亮光透，取出放凉。制乳香的炮制方法同制没药。制没药的功用主治，《中药大辞典》说"散血祛瘀，消肿定痛……治癥瘕"；制乳香的功用主治，《中药大辞典》说"调气活血，定痛，治……痛经，产后瘀血刺痛"；《纲目》说"乳香活血，没药散血，皆能止痛消肿，生肌，故二药每每相兼而用"。《医学衷中参西录》也说"乳香、没药，二药并用，为宣通脏腑，流通经络之要，故凡心胃胁腹肢体关节诸疼痛皆能治之。又善治女子行经腹痛，产后瘀血作痛，月事不以时下"。不过张锡纯临床使用乳香、没药为生用，现在多炮制使用。黄老认为三棱破血中之气，莪术破气中之血，二药合用，古人认为有推墙倒壁之力；再加上乳香活血，没药散血，推陈出新。组方后治疗子宫肌瘤，我们观察到效果明显，屡试屡验，适用于寒凝血瘀型的子宫肌瘤，但对湿热壅滞型又当别论。

三、子宫肌瘤合并继发性不孕症

病例： 患者田某，女，28岁。结婚4年，夫妻生活正常，曾流产1次，之后未避孕，一直不孕。经B超检查报告子宫后壁下段见一低回声区13mm×11mm×13mm，边界清楚，考虑为子宫肌瘤。2007年11月22日，请黄老治疗。诊见身体略胖，自述月经不调，色暗红，量少，有血块，月经伴小腹隐痛，三四天干净。舌质偏暗苔干，脉浮涩。以活血化瘀，软坚散结为治，投生化汤（当归10克、炮姜10克、川芎10克、桃仁10克、甘草10克）合化瘤汤（三棱10克、莪术10克、制乳香5克、制没药5克）加丹参15克、益母草10克。每日1剂，水煎两服。又以桂枝茯苓胶囊，每日3次，每次2粒，饭后服，经期停用。嘱忌服酸冷油炸食物。如是治疗2个月后，复诊告知月经逐渐正常，量稍增多，经色转红，没有血块，腹不隐痛。2008年1月24日复查B超，报告子宫内回声均匀，未见实性光团，宫腔线居中，子宫内膜6mm。患者治好子宫肌瘤后，要求继续治疗继发性不孕症。在月经正常情况下检查内分泌6项、不孕免疫3项均正常。输卵管核素ECT示踪检查，报告两侧输卵管通畅，但B超报告卵巢排卵功能不全，子宫内膜虽正常，6mm尚嫌薄。黄老以补肾促排卵、养血以调经为治。方投半仙汤（当归10克、巴戟天15克、仙灵脾10克）合五子衍宗丸加减（枸杞子15克、金樱子15克、覆盆子15克、菟丝子15克），制首乌15克、大枣10克及四物汤（川芎10克，白芍10克，生、熟地黄各15克）。每日1剂，水煎两服。

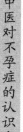

治疗到3月中旬，告知月经不来，尿妊娠检查阳性，初诊妊娠。4月中旬B超报告宫内见妊娠囊，并有胎心搏动，为正常胚芽。

按语：这例病妇先治子宫肌瘤，方法同上，不再赘述。而桂枝茯苓胶囊治疗子宫肌瘤、乳腺肿块、卵巢囊肿，已为临床同道所常用的有效中成药。病妇的继发性不孕症，开始是由于子宫肌瘤所致，因为子宫肌瘤不利于受精卵着床。深圳市人民医院妇科陈递林教授在审本书稿时看到这两例报告说："一般情况下，子宫肌瘤会导致月经过多，很少痛经，小于50mm肌瘤，现在主张不必手术，尤其是浆膜下肌瘤。后壁下段13mm肌瘤，甚至对月经和生育影响不大。若病人担心害怕，请中医治疗效果好，黄老有丰富的临床经验。"该例子宫肌瘤治愈后，又因为病妇的卵巢排卵功能不全，临床监测B超报告双侧卵巢没有优势卵细胞，而且子宫内膜也不理想，因此产生了继发性不孕。黄老用纯中医治疗方法，在深圳治愈了很多各种原因引起的继发性不孕症。这例病人黄老用四物汤养血调经，用半仙汤和五子衍宗丸补肾促排卵。在这里我们要谈谈所谓的"半仙汤"，其实此方是由上海名医张伯讷教授的二仙散化裁。二仙散由温肾益精的仙茅、仙灵脾、巴戟天、当归和滋阴泻火的知母、黄柏等6味中药组成。黄老在临床治疗不孕症，为了促进卵巢的排卵功能，经过反复的临床筛选和B超监测跟踪，选用其中的仙灵脾、巴戟天、当归补肾活血促排卵功能较好，故名之曰"半仙汤"。而五子衍宗丸补肾生精促排卵的作用已为医家所熟谙。为了对病人负责，黄老有时会与西医同道切磋技艺，交流经验和体会。

黄老在治疗继发性不孕症中，有很多是多种原因夹杂其中，如此例既有子宫肌瘤，治愈后又有子宫内膜薄、排卵差的情况，需进一步治疗，黄老都细心诊治，如剥笋抽丝，一层一层，把握时机，审时度势，辨证论治才会有好的治疗效果。

四、卵巢囊肿

病例1: 韩某，女，26岁，未婚，职员。月经不调13年，伴见月经量少，色暗红，无痛经，无血块，舌质暗，脉弦细。B超示：右附件区囊腺瘤52mm×51mm×49mm，于2000年2月17日由门诊收住院。入院后诊为：右附件区囊肿块。辨其病机为瘀血阻滞胞脉，凝结成块。法宜活血祛瘀、理气通络，用黄氏灌肠方灌肠。药用：丹参30克、益母草30克、当归20克、川芎30克、生地20克、五灵脂20克、蒲黄20克、皂角刺20克、刺蒺藜20克、路路通20克、柴胡20克、小茴香20克、制香附20克、蕲蛇20克、地龙20克、山甲珠3克。水煎取汁1000毫升，分4次使用。每次250毫升保留灌肠，每日1次；同时予浸泡过该药的纱块放置于少腹部卵巢部位行离子导入治疗，每日1次。口服以失笑散、生化汤方加减。药用：丹参15克，益母草10克，当归10克，川芎10克，蒲黄10克，五灵脂10克，炮姜6克，桃仁10克，甘草10克，柴胡10克，山楂30克，制乳香、没药各6克。水煎服，每日1剂，同时口服桂枝茯苓胶囊，每次两粒，每日3次。经上述治疗1周后，复查B超提示：子宫右上方见26mm×24mm×14mm液性暗区，囊肿缩小。因月经来潮，暂停灌肠，仍用桃红四物汤加味养血调经。经尽后继续用上方16剂，灌肠13天后，复查B超示：子宫及附件未见异常，原右侧附件区囊肿消失，前后治疗不到1月，痊愈出院。

病例2：李某，女，36岁，已婚，职员。月经不调，伴血块，腰酸，有性交疼痛，偶有同房后阴道出血。舌质淡暗，舌苔白，脉浮。B超示：右卵巢囊肿59mm×48mm×43mm。诊为：右卵巢囊肿。辨其病机为气滞血瘀，胞络闭瘀。法宜理气活血、祛瘀通络。方用黄氏口服方加减。药用：丹参15克、益母草30克、川芎10克、桃仁10克、五灵脂10克、蒲黄10克、皂角刺10克、刺蒺藜15克、路路通20克、柴胡10克、山楂30克、制香附10克、蕲蛇10克、地龙10克、玄胡

索10克、薏米15克、防风10克。水煎服，每日1剂。服上方24剂
后，因患者月经来潮，仍有痛经，立法同前，方药调整如下：
去蕲蛇、制香附、地龙、薏米、防风以防通络活血太过，加当
归10克、炮姜6克、甘草6克以温经养血。继服用该方47剂，
查B超示：右卵巢囊肿35mm×17mm×13mm。因症现腰酸、头
晕，故加天麻10克、枸杞15克为治。再服上方35剂，复查B超
示：双侧卵巢未见囊肿。前后共服中药106剂，右侧卵巢囊肿
完全消散，临床疗效满意。

　　病例3：罗某，女，36岁。1995年9月初诊。诉经常下
腹隐痛、黄白带多、月经不调，市某某医院B超提示右侧
卵巢囊肿，大小50mm×60mm×47mm，建议手术治疗。患
者惧怕手术转请黄老用中药治疗。病妇有多次人流史，
症如上，舌质较暗苔白、脉虚涩。病属癥积，病机为气虚
血行不畅，瘀阻胞脉不通，凝聚成块。治宜补气活血，行
瘀通络，散结消癥，方以补血四物汤合生化汤加味，兼服
桂枝茯苓胶囊。处方黄芪30克、当归10克、川芎10克、赤
芍10克、地龙10克、丹参15克、益母草10克、制乳香6克、
制没药6克、炮姜6克、桃仁10克、甘草10克、冬瓜仁6克、
薏米仁6克、路路通10克、蒲公英15克、刺蒺藜10克、皂
刺10克、制大黄6克，每日1剂。桂枝茯苓胶囊，每日3次，
每次2粒，经期停服。服中药后，月经来时排出黏膜污物
多，犹如烂肠豆腐之状。黄老嘱其原方照服，并忌辛辣之

物和酸冷饮料。如是治疗1个月后，患者服用桂枝茯苓胶囊后胃部隐隐作痛，时有恶心，食欲减退。嘱其减量，改为每日2次、每次2粒饭后服用。原方续服2个月，B超复查提示右侧卵巢囊肿大小17mm×24mm×13mm，较前明显缩小。效不更方，并嘱患者用布包药渣热敷患处，加中药离子透入以助囊肿消散。2个月后，我院B超提示右侧卵巢囊肿消失。为验证疗效，患者再到原先医院复查，B超提示右侧卵巢囊肿消失。

按语：卵巢囊肿属于中医癥瘕、积聚范畴。《灵枢·水胀篇》中曾提出本病的发生，是由于"寒气客于子门，子门闭塞"，以致"气不得通，恶血当泻不泻，衃以留止"所成。明代张景岳总结前人之说，指出癥瘕之证乃"或由经期，或由产后，凡内伤生冷，或外受风寒，或恚怒伤肝，气逆而血留；或忧思伤脾，气虚血滞；或积劳积弱，气弱而不行；总由血动之时，一余血未净，而一有所逆，则留滞日积，而渐以成矣"。总之，本病的发生，主要因于脏腑功能失调，气机阻滞，瘀血客于胞脉，日积月累，逐渐而成。因为妇女一生卵巢内只有四五百个卵细胞，某些疾病如巧克力囊肿容易影响正常卵巢排卵。卵巢囊肿的发病机理主要是气滞血瘀，客于胞脉不散所致。故黄老的自验方中以丹参活血化瘀为君；当归、川芎、赤芍、生地等助丹参为臣；柴胡、制香附、刺蒺藜、皂角刺等理气通络为佐；蕲蛇、地龙等善于入络化瘀泻浊为使。全方具有活血化淤、理气通络功效。黄老在临床上强调中药使用，同时配合B超检查进行动态观察，中药内服、外敷、灌肠三法俱用。据我们观察患者如能坚持治疗2~3个月左右，都能获得较好的疗效。例3多次人流后，气血两亏，血液运行不畅，停滞成瘀，瘀阻胞脉，日久结成包块，形成囊肿。黄老用当归补血汤合四物汤补气活血，以《傅青主女科》生化汤加丹参、益母草、制乳香、制没药活血化瘀、温经止痛，再加刺蒺藜、皂刺、路路通、大黄等行瘀泻浊以散结。更用《金匮要略》中桂枝茯苓丸加强活血化瘀、散结止痛之力。病妇黄白带多，兼有湿热，故用蒲公英、冬瓜仁、薏米仁清热泄浊。我们在侍诊时常看到黄老根据"异病同治"原则，用此法治愈多例子宫肌瘤患者。

五、垂体泌乳素升高不孕症

病例1：陈某，女，30岁。结婚4年，因宫外孕于2000年4月手术治疗。术后出现右侧输卵管梗阻，曾经中、西医治疗未受孕。于2001年6月请黄老诊治，症见月经量多、腰痛、经前乳房胀、寐差、外阴痒、白带多、舌苔白、脉虚弦。化验报告抗精子抗体阴性、B超提示两侧卵巢均有排卵，未发现囊肿。夫妻生活正常，多次妇检阴道正常。诊为不孕症。黄老先以补肾促排卵，疏肝以助孕为治，2个月后仍不受孕。嘱其做性激素六项检查，垂体泌乳素（PRL）为38ng/ml（正常值0～25ng/ml），但无溢乳现象，改用补肾调肝敛乳方治疗。以仙茅、仙灵脾、菟丝子补肾，白芍、五味子养血柔肝，麦芽合山楂回乳、敛乳，每日1剂。同时配服坤安丸，每日2次，每次10克，治疗2个月后，2001年11月怀孕。2002年7月生一健康男婴。

病例2：范某某，女，23岁。因月经不调，经常闭经在罗湖中医院名中医工作室请黄老治疗，开始黄老用桃红四物汤加丹参、益母草、制香附、泽兰治疗，不应。又加重用桃核承气汤，也不应。再检查性激素六项，并做B超检查，报告促黄体生成激素低，泌乳素升高，多囊卵巢，内膜薄，排卵差。心情郁闷，睡眠不好，易醒，多梦，烦躁，胸扁平，乳房不丰满，不溢乳，舌苔干，脉细弱。改用丹栀逍遥散、酸枣二至龙牡汤、五子衍宗丸和坤安丸加减：丹皮10克、生栀子10克、当归10克、白芍10克、柴胡10克、茯苓15克、炒白术10克、甘草5克、薄荷5克（后下）、酸枣仁30克、茯神15克、女贞子15克、旱莲草15克、生龙骨30克、生牡蛎30克、枸杞子15克、覆盆子15克、菟丝子15克、韭菜子15克、金樱子30克、补骨脂15克、乌梅10

克、生麦芽50克。每日1剂，水煎早、中、晚三服。经前以抵当汤加丹参30克、益母草15克、制香附10克、川芎10克、桃仁10克、水蛭10克、虻虫10克、制大黄5克为治，再加米酒，红糖，当归，鸡蛋煮水当早点为助。7~10剂后月经未来潮，又回到首诊之方连服三周后，又改服调经的抵当汤加味，续服7~10剂以观察反应，病人述服调经方后，有下腹隐痛和坠胀。黄老告诉患者这是子宫充血的反应，只有宫血充盈才会来月经。若月经来了，开始会很少，经血暗黑，不会很通畅。10天后又服首诊方三周，心情逐渐开朗，烦躁减轻，睡眠安宁，梦少，精神转好。黄老查病人的促黄体和卵泡生成激素、泌乳素，报告促黄体生成激素正常，泌乳素20ng/ml。病情渐入坦途，下一步要调月经、促排卵、助受孕为治疗重点。重拟新方如下，玉屏风、调经三味、二仙五子汤、抵当汤加减：黄芪30克、炒白术15克、防风10克、丹参15克、益母草10克、制香附10克、当归10克、巴戟天15克、仙灵脾10克、仙茅10克、枸杞15克、覆盆子15克、菟丝子15克、韭菜子15克、金樱子30克、制大黄10克、水蛭10克、虻虫10克、泽兰10克。每日1剂，水煎两服。调经食疗方照服。2个月后，病人说每月出现周期性乳胀，白带增多，小腹隐隐痛，伴有生理要求，效不更方，3个月后月经来潮，色暗，量少。月经第2天抽血查性激素6项，报告促卵泡、黄体生成激素、泌乳素均正常，月经第13天做阴道彩超，提示子宫无囊肿、无肌瘤，内膜8mm，卵巢无囊肿，左卵巢有排卵，15mm×17mm；右卵巢也有发育中卵泡。嘱2天后复查B超，报告左侧卵泡消失，右侧卵泡发育为优势卵泡，18mm×16mm，嘱应有房事，但未受孕。继续上方加减调经三味、抵当汤加四物汤、紫石英、紫河车、肉苁蓉为治。次月自己发现有蛋清拉丝白带，乳房胀，腰酸，生理要求明显，复查B超两侧都有优势卵泡，房事正常，下月出现停经，自测尿妊试验阳性，有喜！停经第七到八周，B超报告受精卵已着床，有胎心音，为健康胚芽。2014年5月生下女婴，皆大欢喜。

按语： 垂体乳泌素升高可据性激素六项检查结果确诊。垂体乳泌素升高亦可导致不孕，也会导致月经周期延长，甚至闭经。西医多用溴隐亭治疗。但溴隐亭副作用大，且停药后反弹现象明显。故黄老在确诊后单用中药治疗。从脉症看，例1证属肾虚血亏挟肝郁，故治以补肾养血调肝为主，佐以传统回乳药物麦芽、山楂增强调肝作用。补肾调肝敛乳方是已故广东省名中医、深圳中医妇科专家刘菊芳教授的经验方，临床验证此方对高泌乳素血症有满意的疗效。深圳市中医院已制成中成药供应临床使用，药名叫"坤安丸"。

例2病情复杂，既有泌乳素高，又有卵巢囊肿、内膜薄、排卵差和月经不调，治疗的时间长。首先要降低泌乳素，消散多囊卵巢，调月经，促排卵，增进内膜厚度，同时要疏肝解郁，调治心理情绪。所以治疗的时间比较长，第一阶段治疗差不多半年，达到了高泌乳血症基本治愈，月经隔两三个月来一次，开始量少，色暗，有碎块，乳房胀和痛经都减轻，心情趋缓变好，之后经期恢复正常。黄老的体会是坤安丸和丹栀逍遥散基本方不变。第二阶段主要巩固已取得的疗效同时，要在消多囊卵巢、促排卵、助怀孕上下功夫，其中化瘤四味（三棱、莪术、制乳香、制没药）是黄老治疗子宫肌瘤和卵巢囊肿的经验方，自始至终，一以贯之。二仙散和五子衍宗丸对补肝肾、促排卵、助受孕起到相辅相成的作用，在之后的B超检查中，患者卵巢外的多囊逐渐缩小，慢慢才见发育卵泡增多，性欲增强。坚持服药到2013年5月B超报告多囊基本消失，有优势卵泡，黄老告诉患者，自测有无排卵，然后做B超检查，如果确定有优势卵泡，要隔天同房，争取受孕，同年7月份告知已怀孕，2014年5月生下健康女婴。

六、输卵管阻塞不孕症

病例1：张某，女，33岁。1999年1月25日住入深圳市人民医院妇科治疗。主诉结婚10年未受孕。夫妻性生活正常。症见月经量多，有血块，色暗，平时白带夹黄，外阴痒，口干，烦躁，舌苔白，脉浮。B超跟踪检查卵巢排卵显示两侧均有优势卵泡，抗精子抗体阴性，性激素六项检查正常，输卵管核素示踪检查，提示双侧输卵管阻塞。经治疗3个月仍未受孕。出院后请黄老治疗，黄老辨证为气滞血瘀、胞脉阻塞，兼有湿热。治宜活血化瘀，理气通络，佐以清热利湿。投以黄氏通管方：丹参15克、益母草10克、当归10克、赤芍10克、生地15克、刺蒺藜10克、皂角刺10克、柴胡10克、制香附10克、蕲蛇10克、地龙10克、五灵脂10克、蒲黄10克、路路通10克、王不留行10克、小茴香10克，每日1剂。

后改服黄氏通管口服液，每日3次，每次50毫升。并予黄氏通管灌肠液250毫升高位保留灌肠，每日1次，经期停用。同时用纱布浸泡灌肠液外敷腹部两侧输卵管相应部位，然后用中药离子透入治疗仪照射；配以土茯苓15克、苍术10克、黄柏10克、苦参10克煎水外洗阴部，直到黄白带消失、外阴不痒为止。四法综合治疗3个月，其间曾做输卵管通液试验，提示输卵管通畅。1999年5月中旬告知已怀孕，次年顺产一健康女婴。

病例2：蒋某某，女，39岁，江西九江人，深圳某中医院职工妹妹，剖腹产后，生了孩子已12岁，其间曾有两次宫外孕，保留一侧输卵管，另一侧输卵管已切除。放开二胎后想再生，年龄偏大，难以自然受孕，想做试管婴儿又怕不成功，犹豫不决。因其姐姐在某区中医院耳闻目睹黄老用纯中医药方法，治愈了不少不孕症，才动员妹妹来深圳找黄老治疗，黄老要病人带病历和检查资料来。看了病历和各种检查资料后，又察色按脉，先别阴阳。病人经剖腹产和几次流产后，元气大伤，冲任不固，排卵和内膜都不好，求诊时月经刚刚干净，黄老认为要补肾精，调冲任，促排卵，助受孕为治。以龟鹿二仙胶、五子衍宗丸加紫石英、紫河车、巴戟天、仙灵脾，制首乌、夜交藤为治：烊化龟胶、鹿胶各10克，党参15克，枸杞30克，覆盆子、菟丝子、金樱子、韭菜子各15克，紫石英15克，紫河车10克，巴戟天15克，仙灵脾10克，制首乌15克，夜交藤10克。每天1剂，水煎两服。忌酸冷发物，戒辛辣油炸，服15至20剂后，到下次月经前再服调经药，俟月经干净后又重服首诊方20剂。黄老叮嘱病人有什么情况电话联系，最好是每月都要来诊，根据不同的生理周期调整药方，促排卵、助受孕和经期前后采用不同的中医治疗方法。其间也曾给病人用黄氏通管方，内服、灌肠和外敷，如是几个月后，其姐姐转告黄老服药情况，说心情逐渐开朗，月经正常，夫妻生活趋好，在当地B超复查，内膜渐渐正常，有7~8mm，并有发育和优势卵泡。2013年上半年告知，已怀孕，但着床在剖腹产手术的刀口疤痕上，怀孕失败。2014年春节前夕，病人又来深圳万众国医馆求诊，感谢黄老,并说是自己运气不好,怀孕在手术的疤痕上,因为着床不牢又掉了,所以还想请黄老治疗。黄老觉得病人来深圳不方便,便介绍在九江的一位老同学给她治,但病人考虑之后还是要求黄老看。黄老说吃药要调整半年,让子宫休息,身体完全恢复后再怀孕。病人点点头说好,黄老又开了中药,叮嘱春节前再来复诊一次,观察服中药的效果。因春运车票机票都紧张,病人实在来不了深圳,黄老便用她姐姐的电话询问病情和服药后反应,病人保留了黄老以前给她开的所有中药处方,黄老告诉病人什么时候吃什么药,不同的生理周期有不同的中药处方,千万不要弄错了。若有不良反应,还是要来复诊。几个月后,2014年五一节前病人姐姐告诉黄老她妹妹又怀孕了,但最近几天阴道少少见红,西医说是先兆流产,需要打针和吃保胎药、卧床休息,所以不敢来深圳,等好些还会来请黄老看看怎么护胎。黄老笑着说,你妹妹生育能力真强,快40岁的人,真是好事多磨。

按语: 黄老认为输卵管阻塞的主要病机是气滞血瘀、胞脉阻塞不通,故活血化瘀、理气通络为其治疗大法。黄老经验方黄氏通管方中丹参活血化瘀为君,四物和失笑散等助丹参活血化瘀为臣,柴胡、制香附、小茴香、刺蒺藜、皂角刺、路路通等理气通络,蕲蛇、地龙等通窜活络、化瘀泻浊为佐使。全方具有活血化瘀、理气通络作用。多途径给药可使药力更好更快地到达病所，充分发挥治疗作用而达到满意效果。三年多来该法已治愈输卵管阻塞性不孕症20多例。

附：输卵管阻塞中医药内服、灌肠、外敷治疗方法

黄氏通管方（经验方）

药物组成：丹参15克、益母草10克、当归10克、赤芍10克、生地15克、刺蒺藜10克、皂角刺10克、柴胡10克、制香附10克、蕲蛇10克、地龙10克、五灵脂10克、蒲黄10克、路路通10克、王不留行10克、小茴香10克。{深圳市人民医院制剂中心制成口服、灌肠液〔批准文号（99）深卫制剂第（SP—05P）号〕每瓶500ml。}

适应病证：

（1）输卵管通液检查提示阻塞病人；

（2）输卵管造影检查提示阻塞病人；

（3）输卵管核医学示踪检查（ECT）提示阻塞病人。

使用方法：

（1）口服每日3次，每次黄氏通管口服液50ml；

（2）灌肠每日1次，每次用一次性灌肠袋，内装250ml黄氏灌肠液，高位保留灌肠，点数要慢，至少10～15分钟滴完。最好在医务人员指导下完成。

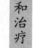

（3）外敷法（又称中药离子透入法）：

①黄氏通管方药渣用塑料袋包好，再用布包，待温度60℃左右，外敷腹部输卵管阻塞相应部位30分钟。

②或用黄氏通管方药液10~20ml浸泡消毒纱布，外敷腹部输卵管相应部位，用治疗仪照射5~10分钟，反复多次。或用电热吹风机，对着浸药纱布用热风吹5~10分钟。

注意事项：月经期不用灌肠和中药外敷方法，口服遵医嘱。

临床疗效：以2004年发表在《江西中医药》第5期上报道的30例为例：治愈18例，其中双侧卵管阻塞4例，单侧输卵管阻塞14例，怀孕12例。有效8例，无效4例，总有效率86%以上。

七、免疫性不孕

病例1：张某，女，27岁，某医院职工家属，结婚三四年不孕，2003年请黄老治疗，询知抗精子抗体阳性，为免疫性不孕。西医曾给予激素治疗，并嘱禁欲无效后，才转请中医治疗。问之月经周期延长，不痛经，经色淡，常伴疲倦畏寒，腰酸，夫妻生活少，舌淡苔薄白，脉浮缓。诊为脾肾阳虚，宫寒不孕。治以玉屏风加二仙散（减知母、黄柏）加五子衍宗丸：黄芪30克、炒白术15克、防风10克，当归10克，巴戟天15克，仙灵脾10克，仙茅10克，枸杞子、覆盆子、菟丝子、韭菜子、金樱子各15克，杜仲、续断、桑寄生各15克。每日1剂，日服2次。嘱不禁欲，可用避孕套避孕。服至21天后复诊说：疲倦减轻，畏寒减轻，腰酸好转，时值经前，有明显的行经反应和生理要求。上方加四物汤、丹参、益母草、制香附，俟月经干净再用原方为治。两个月后要病人做阴道彩超，检查子宫、内膜、附件和排卵情况，病妇检查后，把B超报告给黄老看，两侧卵巢都有优势卵泡，内膜8~10mm，告诉病妇可以不戴套隔日过夫妻生活。结果当月并没有怀上，继续服药到下个月排卵期，又要病妇做阴道彩超，报告仍然有优势卵泡，内膜也正常。还是要病妇不避孕，病妇有些犹豫，怕刺激抗精子抗体不转阴，影响怀孕，耽误治疗。黄老听后鼓励她，说影响很小，不要怕，这是"偷袭疗法"，因为不抽血检查不知道抗精子抗体有没有转阴。病妇在黄老的鼓励下，偷袭成功怀了孕，夫妻俩拿着HCG和孕激素报告高高兴兴地告诉黄老，黄老要他们在第六、七周还要做B超。后其报告胎儿已经着床并有胎心音，是健康妊娠，护胎很好，次年生一女婴。

病例2：刘某，女，30岁，湖南人。与男友同居多年，曾做过人流，休息不好，以致月经不调。性情急躁，五心烦热，经血多少不一，色暗红有血块，有经期下腹痛，经血不畅，少寐多梦，经期乳胀，生痘，性欲强，舌红苔少而干，脉细数。检查为抗精子抗体阳性，用激素治疗无效，2005年10月转到中医治疗。黄老诊为肝肾两虚，阴虚火旺兼有瘀血闭阻。以二仙知柏地黄汤加五子衍宗丸治疗，经期再加生化汤。如是治疗不到三个月，检查抗精子抗体转阴，停服中药不久怀孕，春节回家结婚，当年生下男婴。

按语： 免疫性不孕可以通过抽血检查免疫性不孕4项中确诊。一般以抗精子抗体阳性为多见，但也可以兼见抗卵巢抗体、抗内膜抗体、抗心磷脂抗体阳性。抗精子抗体阳性主要影响和抑制精子的活力，影响受孕。临床上这类不孕症被称为免疫性不孕症。根据中医辨证论治，主要分为脾肾阳虚、宫寒不孕和肝肾阴虚、阴虚火旺两大类，一般来说，脾肾阳虚的小腹冷，喜温按，性冷淡，经血淡红等。阴虚火旺的身热烦躁，经血多而暗红有块，生痘，性欲强等。临床症状很好掌握，但也有湿热下注和精血不足等等，还是要辨证求因，审因论治，不必拘泥辨证分型，要坚持辨证论治原则。

八、阴道炎、宫颈炎

病例1： 胡某某，女，23岁，湖北人。与男朋友同居，性生活频繁，以致下腹刺痛，程度轻，黄白带多，有异常气味，阴道瘙痒，同房时觉得灼热不适，反复发作，异常难受，多次到妇科就诊。口服消炎抗生素，阴道塞药，用洁尔阴冲洗，开始往往有效，上述症状减轻，但反复发作，只有再就诊。曾做过白带检查和细菌培养，开始报告为念珠菌感染，又吃药加阴道塞药，改用妇阴洁冲洗。换药和洗涤后开始都会有效，但不能根治，稍不注意又会复发，非常不舒服，有时检查又是真菌感染，白带多呈豆腐渣样，腥臭，阴道干、痒或同房刺痛，反反复复，影响生活和工作。改求黄老用中药治疗，诊为正虚邪实，湿热下注。治宜扶正祛邪，清利湿热，消炎止带。因为阴道炎反复发作，久治不愈，会阴部抵抗力下降，这是正气虚的表现，反复黄白带多，有异味，阴道干、瘙痒，下腹隐痛等，这又是湿热下注邪气实的反映。综观全局，黄老选用攻补兼施，扶正祛邪，内服外洗，双管齐下治法。内服药有扶正的玉屏风散：黄芪30克、炒白术15克、防风10克。祛邪的有三妙散：苍术15克、黄柏15克、苡米30克合蒲公英15克、银花15克、苦参10克、白藓皮10克。每日1剂，水煎两服。另用蒲公英30克、银花15克、蛇床子15克、苦参15克、白藓皮15克、枯矾5克、食盐少许共煎水，侍温坐盆洗涤10分钟，后清水洗净，每日1~2次，经期停。如是坚持2~3月后，病情稳定，未再复发。嘱其注意个人卫生，避免感染。

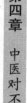

病例2：刘某某，女，35岁，患宫颈炎，经检查为霉菌感染，白带多，如豆腐渣，有腥臭味，阴道痒，舌苔稍黄腻，脉濡数。2013年3月24日初诊，并述排卵差，卵巢功能不全。诊为下焦寒湿化热，肾虚不孕。治宜芳化利湿清热，佐以补肾促排卵。投以藿香五苓三妙加味合半仙五子汤：藿香10克、炒白术15克、茯苓15克、泽泻10克、猪苓10克、桂枝6克、苍术10克、黄柏10克、苡米15克、蒲公英15克、银花10克、蛇床子10克、当归10克、巴戟天15克、仙灵脾10克、枸杞15克、覆盆子15克、菟丝子15克、金樱子30克、芡实30克。每日1剂，水煎两服。半个月后，适逢月经来潮，阴痒减，经色淡，量中，腰酸，舌苔白有齿痕，脉濡缓。改投半仙玉屏四物五子汤：黄芪30克，炒白术15克，防风10克，当归10克，巴戟天15克，仙灵脾10克，白芍10克，川芎10克，生、熟地各15克，枸杞、覆盆子、菟丝子、金樱子、芡实各15克。服至月经干净，自觉不疲倦，抵抗力增强，房事后稍痒，白带减少，再以首诊原方续进，至排卵期有蛋清拉丝白带，乳头痒，有生理要求，自觉有排卵，阴道彩超报告左卵巢有较大发育中卵泡，继续服药观察。白带化验霉菌阴性，再服5剂以巩固疗效，并嘱注意夫妻生活卫生。

按语：阴道炎、宫颈炎是因阴道或宫颈受损伤或细菌病原体侵袭所致，是女性生殖器炎症中常见病。在正常情况下，阴道呈弱酸性有抑菌和杀菌作用，其对女性有多种保护防御作用，是阻止阴道细菌病原体上行进入宫颈和子宫的重要屏障。但它容易受房事、分娩以及宫腔检查人为误伤所感染。所以已婚妇女多有此病，只是轻重不同而已。阴道炎、宫颈炎引起不孕可能是因其炎症而使局部环境改变，可以阻碍精子进入宫腔，或者影响精子生存质量而不孕。主要症状有白带增多，为脓性黄白带，有腥臭味，外阴或阴道瘙痒，或伴有灼热感和阴道干。在中医认为是湿热下注，或寒湿停久化热，浸淫胞宫所致。病例1和病例2都属于这种情况，但是反复发作与正虚抗邪无力也密切相关，因此治疗时要注意扶正祛邪，增强身体抵抗力，这是中医治疗效果好的原因之一。另外配中药外洗，因中药配伍、剂量以及煎药的浓度不同，个性化治疗特色突出，细菌病原体不容易产生耐药性，比市场上一般阴道冲洗剂的效果好。宫颈炎与阴道炎的区别是阴道炎可以出现症状，如阴道灼痛，黄白带多腥臭气味，而宫颈炎有时症状不明显，仅是房事后白带夹血丝，要靠妇科检查诊断，单凭症状难以确诊。

九、盆腔炎

病例1：秦某，女，41岁。于2013年12月22日初诊。因急性盆腔炎，在我市某大学深圳医院住院治疗，症见发热，畏寒，下腹疼痛，腰骶酸痛，疲倦乏力，痛经，黄白带多腥臭气味，查体有下腹压痛，拒按，腹肌紧张，妇检子宫有压痛，附件区增厚。B超提示有囊肿，8cm×6cm大小，灼热疼痛。经消炎抗菌、清热止痛治疗，上述症状有所减轻，发热渐退为低热，头晕疲倦加重，分泌物有腥臭气味，下腹仍灼热疼痛。出院后转到万众国医馆找黄老用中药治疗，症如上述，舌苔黄白而腻，脉濡数。以清热解毒，理气利湿，活血止痛为治。药用五味消毒饮、大黄牡丹皮汤、千金苇茎汤加减：蒲公英、银花、野菊花、紫花丁草、天葵子各15克，制大黄10克，丹皮10克，苡米15克，冬瓜仁30克，芦根30克，广木香10克，制乳香5克，制没药5克，生黄芪30克，天花粉15克。7剂服后，发热渐退，早晚还有37.6℃~37.8℃，大便次数增多，拉下秽臭粘腻便，腹痛有所减轻，头晕疲倦舌苔黄减腻少，仍以上方再进7剂。仍感低热，汗出，疲倦乏力，每日大便3~4次，秽臭气味减轻，粘腻少，腹痛时间缩短，腹痛发作次数减少，腹部平软，下腹可轻摸。上方加青蒿草、银柴胡各10克，炒白术15克、防风10克，又进7剂。低热退，汗出少，头晕疲倦轻，精神渐好，复查B超提示附件肿块缩小4cm×3cm。上方减野菊花、紫花地丁、天葵子，制大黄减为5克，加皂角刺10克、炮山甲粉3克冲服，半月后症状明显改善，腹皮松软，按之痛减，大便转黄不臭不腻，汗不出，头不晕，有食欲，能进食，精力增，复查B超提示附件肿块消失，血检正常，白细胞为6000个/mm^3，急性盆腔炎初步告愈，嘱隔日再服1剂，以期巩固疗效，不适再议。

病例2：刘某某，女，32岁。人流后月经不调，经行腹痛，腰骶酸痛，得热痛减，经前乳胀，经色暗有血块，带下清稀有气味，舌暗苔白，脉沉迟。病妇系人流后感染，正不抗邪，气滞血瘀，脾肾阳虚。治宜温补脾肾，活血化瘀。方以玉屏风、半仙散加少腹逐瘀汤加减：黄芪30克，炒白术15克，防风10克，当归10克，巴戟天15克，仙灵脾10克，桂枝10克，小茴香10克，五灵脂、炒蒲黄各10克，赤芍10克，制没药5克，吴茱萸5克，炮山甲粉3克冲服、金毛狗脊15克。每日1剂，水煎两服。7剂服后，下腹冷痛、腰骶酸痛减轻，经行血块少，色转暗红，病情好转。再服诸症消失，若劳累或房事不节，又易复发。如此已形成慢性盆腔炎，反反复复，烦恼不已。

按语：盆腔炎可分急性和慢性两类，上述两个病例就是典型案例。急性的典型症状有发热，下腹疼痛拒按，腰骶酸痛，疲倦乏力，痛经，带下黄白腥臭，B超可以发现盆腔有炎性包块，甚至盆腔脓肿。急性盆腔炎治疗不彻底可转变为慢性，慢性盆腔炎在抵抗力下降，或疲劳过度，或房事太频太滥、不节不洁的情况下，可致急性发作，这在临床上屡见不鲜。急、慢性盆腔炎对妇女身心健康影响很大，既可造成腹膜炎、化脓性腹膜炎，甚至造成菌毒血症，危及生命。轻的月经不调、不孕症等多见。

病例1中秦姓女是急性盆腔炎，曾在某大学深圳医院住院治疗，以抗菌消炎、清热止痛治疗，暂获疗效，未能根治而出院找中医治疗。以五味消毒饮清热解毒，它本是《医宗金鉴》治疗疗疮节毒之方，黄老用于此是根据中医"异病同治"的原则。疗疮节毒和急性盆腔炎的脓肿包块病理如同一辙，都是热毒炽盛，气滞血瘀，热盛肉腐化脓所致，所以用清热解毒的五味消毒饮均可收效。千金苇茎汤里有芦根、冬瓜仁、苡米，本用以治疗肺痈，清热解毒，逐瘀散结，消肿排脓。借用于此可以帮助急性盆腔炎的附件肿块的消散，泄脓排浊。大黄牡丹皮汤原为《金匮要略》治疗肠痈方，肠痈和急性盆腔炎均病在下焦肠和盆腔，因热毒炽盛所致，黄老亦是采用"异病同治"的方法，取得异曲同工之效。至于加皂角刺，山甲粉是通经入络，搜瘀散结。

合方之后，更加强了清热解毒，活血化瘀，泄浊散结的疗效。这里强调的是，中医除了"同病异治，异病同治"的特点外，还有只可师其意，不必拘其方。所以黄老只强调"辨证论治"是中医的特点，不强调也不主张"辨证分型"，因为"辨证论治"可以千变万化，灵活多样，而"辨证分型"有些机械固定，没有分型到的还是要"辨证论治"，这是题外话。

病例2中刘姓妇是慢性盆腔炎，症状虽不典型，反反复复，非常烦恼，既妨碍身心健康，也影响夫妻生活和生儿育女。治疗要认真、彻底，不要半途而废，否则贻害无穷。

十、子宫内膜异位症

病例1：张某某，女，35岁，2013年3月26日初诊。某院确诊其为子宫内膜异位症、卵巢囊肿，其做试管婴儿也失败了，转而请中医治疗。找到黄老治疗时卵巢囊肿已做剥离术，送病理切片，报告为双侧卵巢内膜异位囊肿。痛经，不孕，房事痛，月经量多，有大小不同的血块，头晕，腰痛，面色差，舌苔白，脉细涩。证属气血不足肾亏，血瘀结滞成块。治宜活血化瘀消结滞，益气活血强腰肾。方投生化汤、少腹逐瘀汤合玉屏半仙壮腰肾：当归10克、炮姜10克、川芎10克、桃仁10克、炙甘草10克、小茴香10克、玄胡索5克、制没药5克、官桂5克、赤芍10克、蒲黄10克、五灵脂10克、黄芪30克、炒白术15克、防风10克、巴戟天15克、仙灵脾10克、杜仲15克、续断15克、桑寄生30克。每日1剂，水煎两服。半月后疼痛减轻，知病人能够少少酌酒，嘱每晚服药前，少饮葡萄酒小杯，以助药力，忌酸冷饮食，注意保暖，避免受寒。如是服至月经来潮，痛经明显减轻，血块少，经色由暗渐红，头晕轻，腰痛减，脸色好转，脉不涩较滑利，房事湿润疼痛少，临床症状明显减轻，病妇说这是少有月经不难受的日子。至5月下旬，复查妇检和B超，阴道壁无异常，宫颈1~2度糜烂，宫体稍大，活动度较差。B超报告内膜12mm，卵巢两侧有黏稠液体暗区，范围缩小，医生告知病情好转，夫妻商量欲再做试管婴儿，因为还有冻胚可供移植。

病例2： 蔡某某，女，33岁，因患子宫内膜异位症，于2013年4月中旬初诊，痛经，房事痛，不孕，月经不调，多少不一，伴乳胀，烦躁，腰痛，舌苔干，脉涩缓。证属肝郁气滞，血瘀不畅。治宜舒肝解郁，行气活血。方投生化汤、丹栀逍遥散加桃红四物汤：当归10克、川芎10克、炮姜10克、桃仁10克、炙甘草10克、丹皮10克、栀子10克、白芍10克、柴胡10克、茯苓15克、炒白术10克、卜荷5克、红花10克、赤芍10克、生地15克。每日1剂，水煎两服，忌酸冷、油炸食品。适逢月经来时，痛经减轻，量不多，经行稍畅，乳胀、腹胀减，仍烦躁和腰痛，喜叹息，舌苔仍干，脉迟缓。7剂后二诊，仍房事痛、烦躁郁闷、白带夹黄等，以二仙散、知柏地黄汤合丹栀四物五子汤，补肾养血促排卵，滋阴降火以舒肝。药有当归10克、巴戟天15克、仙灵脾10克、仙茅10克、知母10克、黄柏10克、生地15克、丹皮10克、淮山15克、茯苓15克、泽泻10克、山茱萸10克、川芎10克、赤芍10克、枸杞15克、覆盆子15克、菟丝子15克、金樱子15克、韭菜子15克、生栀子10克。每日1剂，水煎两服。一个半月后，烦躁减轻，叹息郁闷暂消，黄白带少，阴道稍润，房事痛减。又值病人经前，以活血化瘀、理气止痛、舒肝解郁为治，方投丹栀逍遥散、生化汤合桃红四物汤：丹皮10克，栀子10克，当归10克，赤、白芍各10克，柴胡10克，茯苓15克，炒白术10克，甘草10克，卜荷5克，炮姜10克，桃仁10克，川芎10克，红花10克，生地15克，三棱10克，莪术10克，制乳香5克，制没药5克。每日1剂，水煎两服，服至月经干净。前后共治两个多月，临床症状消失，阴道湿润，房事不痛，欲做试管婴儿。

按语：子宫内膜异位症是指功能性子宫内膜组织生长在子宫腔以外的位置，在性激素的影响下而引起的病变。多发生在30～45岁的妇女，发病率为5%～20%左右，在不孕妇女中占25%。属于中医"痛

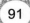

91

经""癥瘕""不孕"的范畴。主要临床症状有痛经、盆腔疼痛、房事痛、腰骶痛、月经不调、不孕、低热、盆腔肿块等。据文献报道，子宫内膜异位症很少发生恶变。子宫内膜异位症内在性发展可以产生子宫肌腺症，外在性发展也可产生卵巢囊肿，囊肿内含陈旧性血液，故又称之为巧克力囊肿。子宫内膜异位症都能引起不孕症，这三种情况可以在临床上同时患之，治疗比较棘手，西医多建议中医药治疗。病例1的张某是子宫内膜异位重症，就医前做试管婴儿（失败）和卵巢囊肿的剔除术，黄老以活血化瘀消结滞，用生化汤合少腹逐瘀汤为治，以益气活血；予玉屏风合半仙强腰肾。再诊又以酒助活血化瘀之力，病情渐渐地好转。三诊复检B超显示病情稳定，又巩固一些时间，因有冷冻胚胎，夫妻商量再试一次试管婴儿，希望成功。病例2的蔡某为子宫内膜异位轻症，不孕多年，症状好转后，急于怀孕，所以也想试一试做试管婴儿的运气，黄老都乐观其成。

十一、阴道干燥症

病例：郑某，女，32岁。1999年10月初诊。诉结婚8年多，生小孩之后性欲逐渐冷淡，月经逐渐量少、色暗、经期短，阴道干燥，交媾疼痛，厌恶房事，影响夫妻感情；

经前烦躁、失眠；皮肤干燥，面色憔悴，舌苔白干、脉细涩。诊为阴道干燥症，证属肝肾阴虚、胞宫失养，治宜滋补肝肾，调摄阴阳，投二仙二至地黄汤：仙灵脾10克、仙茅10克、当归10克、巴戟15克、知母10克、黄柏10克、生地15克、熟地15克、丹皮10克、淮山15克、茯苓15克、泽泻10克、山茱萸10克、女贞子10克、旱莲草10克。7剂后，烦躁减轻，失眠好转。复诊诉月经将至，两乳发胀，前方加柴胡10克、青皮10克、丹参15克、益母草10克、桃仁10克、红花10克、川芎10克、赤芍10克，再服7剂。三诊诉月经增多，经期恢复到3天，色转红，烦躁继续减轻，能入睡，但易醒。续以二仙二至地黄汤再服，自觉阴道干燥减轻、有白带少许，性欲淡漠有所改善，烦躁、易怒心情有所缓解。效不更方，此后复诊，经前加逍遥散，经中加桃红四物汤，经后仍予二仙地黄汤，如是治疗2个月后，月经恢复正常，烦躁消失，睡眠好，阴道湿润，有性要求，夫妻性生活正常。

按语：阴道干燥症常发生于中年妇女，伴有性冷淡、厌恶和惧怕等症。《内经》言"人年四十，阴气自半"。黄老认为现代女性，尤其职业女性，由于工作压力大，生活节奏快，加上家务劳累，很多女性三十多岁便有筋疲力尽之感，出现月经不调、阴道干燥、失眠、烦躁等肝肾阴虚症状。黄老对此病多从滋补肝肾、调摄阴阳入手，擅长运用二仙汤合六味地黄汤。二仙汤由仙灵脾、仙茅、当归、巴戟、黄柏、知母组成，具有补肾而无燥热之偏，益精而无凝滞之嫌，可以补肾益精、泻相火、滋肾阴、调理冲任、平衡阴阳；六味地黄汤滋补肝肾，合二仙汤中知母、黄柏为知柏地黄汤，滋阴降火，相得益彰。

随着国家单独二胎政策放开，以深圳市为例，2014年国庆节前公布数字，现已申请二胎的人数为10446例，已获得审批有9453例，年龄在30～40岁居多，由于多年没有生育，或有流产史，对身体，特别是怀孕带来这样或那样毛病不少，如阴道干燥病就是其中之一。想生二胎，首先要夫妻生活正常，阴道干燥症不治好，夫妻生活不作为，想怀孕生二胎谈何容易？因此找中医治疗的患者不少，中医药治疗的效果好，患者希望通过中医药治疗顺利生下二胎。

十二、生殖器官结核和妇科杂病不孕症

生殖器官结核主要是由结核杆菌侵入生殖器官所造成。本病多为慢性，这里主要谈女性，结核杆菌经过血行播散，主要侵犯输卵管、子宫内膜、卵巢和子宫颈等部位，造成不孕症的仅占1%～10%，甚至更少。由于我国重

视防痨和抗痨治疗工作，发病率逐年下降，西药链霉素、异烟肼、对氨柳酸钠和利福平的疗效肯定，也减少和治愈了不少生殖器官结核病。尤其是在像深圳这样经济发达地区，多免费在结核病院治疗，病情没有得到控制是不让出院的，找到我们中医治疗的往往都是遗留症，如阴虚内热、气阴两虚和脾胃虚弱患者的调治，这种病人首选中医治疗的不多，所以我们只是简单做介绍。

此外，中医妇科杂病致不孕，临床上多见，黄老举2例说明之：

病例1：甄某某，女，36岁。患子宫脱垂和卵巢囊肿，排卵差，内膜薄，老公有痛风和慢性肾病综合征，因此夫妻生活少，结婚多年不孕，又很想生孩子。2011年经我市著名中医肾病专家、广东省名中医王孟庸教授介绍找到黄老治疗。首诊见病妇神疲肢倦，少气懒言，精气神都差，舌淡苔白，脉缓弱。病妇说结婚多年，性欲淡薄，不孕，小腹和腹部坠胀不适，怕冷，腰脚酸软乏力。黄老要侍诊的高徒、中医妇科副主任医师小潘给其做检查，小潘说病人的子宫都快掉到阴道口，可以看见，为子宫脱垂二度，确诊为脾肾两虚，中气不足。治以温补脾肾，补中益气，升阳举陷。方投补中益气合右归丸加减，先治子宫下坠，安宫才能利于受孕：黄芪50克、炒白术30克、防风10克、陈皮10克、党参30克、炙甘草10克、升麻10克、柴

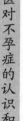

胡10克、当归10克、枳壳10克、熟地15克、淮山药30克、山茱萸10克、枸杞15克、菟丝子15克、鹿角胶10克（烊化）、杜仲15克、肉桂5克、制附子10克、砂仁5克后下。每日1剂，水煎两服。此药服20剂后，复诊说中药服后，精神好转，不太疲倦，腰脚酸软减轻，小腹和阴道坠胀少，诊其脉，缓中见浮，不弱稍稍有力，舌淡见红，胖嫩齿痕好转。黄老说初见有效，效不更方，仍进15剂再议，嘱其要注意休息，不能持重和远行，睡觉腰以下垫高，有利于子宫复位。一个多月之后复诊，病妇说症状明显好转，疲倦少，精力足，腰脚酸软不明显，不怕冷，有生理要求，问黄老可不可以同房？黄老回答说，房事宜少，性爱要温柔，不可孟浪；根据翌日是否疲倦腰酸，小腹和阴道坠胀增重来自己掌握次数。在上方减制附子、肉桂，加覆盆子和金樱子各15克，再进20剂。老公因痛风和肾病综合征，也是肾虚精弱，性欲低下，建议服中药强精固肾，增强性能力，夫妻同治，缩短治愈时间。夫妻俩按医嘱照做，男的给玉屏、二仙加五子、腰三味治疗：黄芪30克，炒白术15克，防风10克，当归10克，巴戟天15克，仙灵脾10克，仙茅10克，枸杞15克，覆盆子15克，菟丝子15克，金樱子30克，韭菜子15克，杜仲、续断各15克，桑寄生30克，益智仁15克，肉苁蓉30克。每日1剂，水煎两服。20剂后，男的说有生理要求，女的到排卵期，有蛋清拉丝白带，自测有排卵两条明显红线。黄老要女的做阴道彩超，B超的阴道探头可以送入阴道，无阻力，报告子宫内膜7mm，有卵泡16mm×14mm。黄老告诉她隔1~2日后复查一次，待病有明显起色，夫妻俩要养精蓄锐，可以隔1~2日房事一次。这个月月经按时而来，说明受孕失败。黄老要夫妻俩原方照服，男的禁欲4~5天后做精液常规检查，报告液化时间正常，精子活动率在60%以上，只是A级精子略低，占17%，黄老在原方基础上酌加龟胶和鹿胶各10克烊化，党参30克，制附子、肉桂各5克再服。女的B超报告有超过19mm×16mm优势卵泡，可以隔日同房。如是几个月后，告知已怀孕，2013年初夫妇俩高高兴兴地抱着女儿、带着红蛋来感谢黄老和王孟庸教授，连候诊的病人都纷纷索要红蛋添喜。

病例2：刘某某，女，29岁，2009年在罗湖中医院名中医工作馆请黄教授看月经不调和不孕症。病人自述初潮时间晚，15岁快读初三才来月经，量少，色淡，期短，三四天干净。月经周期长短不一，经常腰酸，畏寒，白带少，发育迟缓。18岁高中毕业后，身材像"豆芽菜"，乳房不丰满，读书记忆力不好，因此厌学参加工作。到24岁才发育成大姑娘，情窦迟开，单位异性追求，觉得是件烦心事，看到同学一个个都结婚生孩子，又在家长的诱劝下，逐渐有了生理要求，慢慢涉入爱河，结婚后月经仍先后不定期,性欲淡薄,有时阴道干。在一次体检中发现自己竟然缺少一个肾,十分惊愕,这加重了病人的心理负担,才明白自己为什么发育迟缓,生理要求不强,又担心老公知道影响夫妻关系,与妈妈商量要抓紧中医治疗,因为西药副作用大,怕弄不好影响肾功能,如果肾再出现问题,后果不堪设想。要请中医而且是名老中医治疗才放心,开始黄老并不知道她的全部情况,只是认为她肾虚和月经不调,黄老从补肾入手,养血调经,每次开完中药病人都很认真,要反复看中药处方,问有没有伤肾的中药?黄老觉得病人很认真和细心,次数多了,也有点奇怪。黄老仍然给她仔仔细细看病,所以疗效较好,病人很信任黄老,月经慢慢正常,量增多,夫妻生活逐渐好转,阴道也渐渐湿润。黄老是以玉屏风散增强身体免疫力,桃红四物汤养血调经,腰三味(即杜仲、续断、桑寄生)补肾强腰。病人服后很舒服,月经也慢慢地正常。在排卵和受孕生理时期,黄老仍以玉屏风增强免疫功能;二仙(当归、巴戟天、仙灵脾、仙茅)调整内分泌,以增进生理要求,改善夫妻感情和性生活;五子衍宗丸(枸杞子、复盆子、菟丝子、韭菜子、金樱子)以及腰三味(杜仲、续断、桑寄生)补肾强腰,促排卵,助受孕。如此一个月分两个阶段中药治疗,病人月经已正常,排卵和夫妻生活都好。如是半年来,病人和她母亲都高兴,问黄老能不能怀孕,黄老说怎么不能怀孕呢？进而黄老又问她，老公的性能力强不强？精液常规检查怎样？她说都没有问题，很好，并拿出报告给黄老看，确实没有问题。又问黄老怎么知道自己在排卵？黄老再告诉她，如果月经正常，在月经从第一天算起，到第12至18天，也就是计划生育宣传的"危险期"，就是排卵期；第二点排卵期有蛋清拉丝白带；第三点乳头痒、乳房胀和有生理要求，有想过夫妻生活欲望。也可以用排卵试纸测试，如果有两条红线，就是提示你身体内排卵了，再稳妥可以做阴道彩超确定排卵的具体情况，若出现上述情况就要隔天同房一次，她点点头说谢谢，又悄悄地把多年的难言之隐说了出来，说自己只有一个肾，要黄老给她保密，病历上不要记录，千万不要让老公知道，黄老才恍然大悟，明白为什么她在看病后那么细心、认真和神秘。半年后，病人高高兴兴告诉黄老，她怀孕了，充满喜悦和对黄老的感谢。2011年年初，病人生一男婴，那种感激心情溢于言表。黄老劝她不要隐瞒，可以把病情告诉老公，会得到更多的关心和呵护。

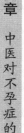

第四章 中医对不孕症的认识和治疗

按语：这两例病案，都是妇科杂病出现的不孕，病情复杂而棘手，治疗难度很大。病案1甄某某子宫脱垂二度，差不多要掉出阴道外边，如果不能使子宫复位，怎么受孕着床？经验证明补中益气汤升阳举陷，治内脏下垂的疗效肯定，但要注意休息，少活动也是很重要的，说是轻松，但治疗过程是蛮久蛮长的时间，必须认真和坚持。二是要怀孕就要有夫妻生活，夫妻都不同意做人工授精和试管婴儿。男的又有痛风、慢性肾病综合征，又弱精，性能力不强，要不是中医肾病专家协同治疗，效果也不会很理想。女的子宫复位后会不会因夫妻生活再度下垂？医患双方都十分关注，所以夫妻房事要少，性爱要温柔，不可孟浪。依情考虑两方面，一方面不同房就不会受孕，另一方面同房后会不会使子宫再下垂，这里分寸很难拿捏，医生只能提出要求，要病人好好配合。病妇卵巢功能差，内膜薄，排卵差，这些假以时日，坚持治疗是可以改善的，不能心急，不能急于求成。同样医生也要心中有数，冰冻三尺非一日之寒，只有治疗到了量变才会有质变，这些都要有经验。可以说这例病人是黄老治疗过的所有不孕病人中最为棘手的一例。

病案2刘某某因先天发育不全，单侧肾，肾在中医学十分重要，肾为先天之本，肾藏精，主生长和生殖。所以这个病人发育迟缓，月经姗姗来迟，生理要求不明显。治疗主要从补肾养血调经入手。但她有难言之隐，对医生完全信任才说出来，处处要注意保肾，这也是她不敢找西医看，怕药物伤肾，引起肾功能受伤害的原因。找中医看是明智的选择，黄老在治疗过程中，一是坚持提高病人免疫力，保护肾功能；二是坚持养血调经，调整内分泌，促排卵，助受孕。这也印证了岳美中老前辈说的话：治慢性病要有方有守的道理，黄老的体会这是经验之谈，金玉良言。

十三、卵巢功能低下

病例1：陈某某，女，28岁。因结婚多年不怀孕，B超检查排卵差，内膜薄，医生以卵巢功能低下治疗，曾服克罗米酚促排卵，以致卵巢功能早衰。也有的医生诊断排卵功能低下。月经不调，量少，甚至闭经，生理功能低。有潮热，心慌，失眠盗汗，健忘焦虑，腰酸疲倦，舌苔干质红绛，脉细数。证属肝肾不足，阴虚火旺。治宜滋补肝肾，养阴降火。方投二仙地黄五子汤加肉苁蓉、菟丝子：当归10克、巴戟天15克、仙灵脾10克、仙茅10克、知母10克、黄柏10克、生地15克、丹皮10克、淮山15克、茯苓15克、泽泻10克、山茱萸10克、枸杞15克、覆盆子15克、菟丝子15克、金樱子30克、肉苁蓉30克。每日1剂，水煎两服。半个月后，月经少，仍有潮热失眠和盗汗。改以秦艽鳖甲汤合酸枣二至龙牡汤治疗：秦艽10克、制鳖甲15克、青蒿草10克、地骨皮10克、银柴胡10克、酸枣仁30克、茯神15克、女贞子15克、旱莲草15克、生龙骨30克、生牡蛎30克。每日1剂，水煎两服。10剂后潮热退，汗少，睡觉渐好。

改服呵护卵巢促排卵的二仙五子地黄汤。7剂后，病妇觉乳房胀，乳头痒，有少少拉丝蛋清白带，初现排卵的端倪，嘱其做阴道彩超，报告有发育幼稚多个卵泡，10mm×9mm大小，子宫内膜7mm。后两天再做B超追踪观察，报告仍与前差不多。再过2天做B超追踪，报告卵泡消失。如是坚持月经期调经，排卵期促排卵，助受孕。逐渐出现性欲增强，阴道湿润，不焦虑，不潮热，睡眠好转。再治疗2个月，月经正常，性欲增强，夫妻生活明显好转，B超追踪检查内膜8~10mm，排卵15~19mm，嘱隔日同房，争取受孕成功。终于生了男婴，重2700克，皆大欢喜。

病例2：韦某某，女，26岁。2013年1月25日初诊，说排卵差，子宫内膜薄，结婚几年不孕，B超报告排卵功能不全，两侧卵巢只有少数幼稚卵泡，大小均在8mm之下。子宫内膜薄，为5mm，月经基本正常，但量少，有小血块，小腹冷，喜温按，性欲淡，阴道干，曾服促排卵的克罗米酚2至3个月，舌苔白，脉缓。妇科诊断排卵功能低下，卵巢早衰。中医辨证为肾精不足，宫寒不孕。治宜补肾暖宫，强精促排卵。方投龟鹿二仙胶、附桂暖宫丸、五子衍宗加仙灵脾、菟丝子、紫石英：龟胶10克（烊化）、鹿胶10克（烊化）、红参10克、枸杞15克、制附子10克（先煎）、吴茱萸5克、小茴香10克、炒艾叶10克、菟丝子15克、覆盆子15克、韭菜子15克、金樱子30克、仙灵脾10克、紫石英15克。每日1剂，水煎两服。服至3周后，月经来潮，量少，小腹冷减，仍喜温按，疲倦减轻。再进15剂，正值排卵期，有白带，阴道稍转润，乳房微胀，嘱做B超，报告内膜厚度增至7mm，两侧卵巢都有排卵，左为12mm×11mm，右为8mm×9mm，均为发育中卵泡，需进一步治疗和观察。由于服克罗米酚时间长，给卵巢排卵功能带来影响，病人服中药稍有好转，仍守补肾暖宫，强精排卵为治，遵岳美中老前辈"治慢性病要有方有守"之教诲，服至经前，下腹冷痛明显好转，腰不酸痛，生理要求渐趋明显，改投玉屏风、半仙、调三和桃红四物汤：黄芪30克，炒白术15克，防风10克，当归10克，巴戟天15克，仙灵脾10克，丹参15克，益母草10克，制香附10克，桃仁10克，红花10克，川芎10克，赤、白芍各10克，生地15克。每日1剂，水煎两服。7剂服后，月经渐至正常，下腹不冷，腰不酸痛，经血渐多，经色正常。之后经后服龟鹿二仙胶、附桂四物汤、五子衍宗丸加仙灵脾、菟丝子、紫石英（如上所述）以补肾暖宫，呵护卵巢促排卵。至月经前五天，改服玉屏风、半仙加调三和桃红四物汤以增强免疫，调整内分泌，养血调经治疗到月经干净。如是治疗半年后，病人觉得精力增强，夫妻生活改善好转，多次B超复查，排卵情况趋于正常，排卵期可以有15mm×18mm左右发育和优势卵泡出现，排卵功能基本正常。

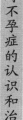

按语： 卵巢功能低下主要是卵巢中卵泡数量减少、耗竭等出现卵巢功能减退的病证，主要症状有月经不调，甚至闭经、性冷、不孕、失眠、情绪低落等。用人工周期激素长期治疗有一定风险，可导致子宫内膜癌和乳腺癌之可能，因此多采取中医药治疗。它属于中医的月经过少、闭经、不孕、人未老经血先竭的"虚劳"范畴。我们认为卵巢功能低下多与肝肾关系密切，抓住滋补肝肾，呵护卵巢功能就抓住了"牛鼻子"，因为"肝肾同源，精血互补"肝藏血，肾藏精，女子又以肝为先天，肝血足，肾气充，我们在上述两例病人中，都紧紧抓住不放，以一条红线贯彻始终，如用龟鹿二仙胶、五子衍宗丸、四物汤治疗从开始坚持到最后，道理就在于此。如果月经不调或闭经，加用桃红四物加丹参、益母草活血调经等，宫寒加仙灵脾、菟丝子、紫石英，附子、肉桂等温肾暖肝。性冷采取补肾阳和补肾精，如仙灵脾、仙茅、巴戟天、菟丝子、紫石英以及龟鹿二仙胶等。补肾药现代研究表明可以调节内分泌，改善症状，延缓卵巢的衰老，有利于肾虚性冷。同时养血柔肝，可以舒畅气机，治疗病人情绪低落等。中医把它归属于"虚劳"，是说它是一种慢性病，不能性急，我们坚守岳美中教授的"治慢性病要有方有守"的教诲，此二病例差不多治疗了大半年的时间才有好转的端倪，慢慢地恢复了病人的卵巢的排卵功能，也使病人舒畅了情绪，增强了性欲，初步达到了治疗要求。

十四、封闭抗体阴性不孕症

临床上，有不少流产2胎之后不孕症患者，做封闭抗体（APLA）抽血检查阴性的很多，属于免疫性不孕中的一种。这是妊娠过程中母体接触父源性抗原所产生的抗体，能与胎盘细胞表面抗原结合，从而阻断母体细胞毒性T细胞对胚胎发动的免疫攻击，发挥保护胎儿、维持妊娠的作用。研究认为，反复自然流产的发生与母体缺乏封闭抗体有关，流产次数越多的患者，其体内封闭抗体缺乏的可能性越大。封闭抗体产生不足，母体对胎儿产生强烈的排斥现象，发生于孕早期可出现反复流产，孕晚期则可出现妊娠高血压疾病，胎儿宫内生长受限，甚至会胎死宫内。对于封闭抗体阴性患者，可以针对性地选用丈夫淋巴细胞主动免疫疗法，因为这些患者的流产次数越多，体内免疫系统紊乱越严重，若没有针对性有效的免疫干预，她们很难有机会成为母亲。对于封闭抗体和抗独特型抗体缺乏者，主要采用配偶白细胞免疫疗法，增加反复自然流产患者体内封闭抗体水平，等抗体上升，再安排怀孕，使妊娠获得成功。治疗时医务人员抽取丈夫一定量外周血进行离心沉淀，将淋巴细胞分离、培养，再回输到妻子的前臂皮内。每两周注射一次，4~5次后复查封闭抗体，转阳性后抓紧怀孕。怀孕后每个月再打一次加强针，如是就能确保怀孕成功。这是目前西医对封闭抗体的认识和治疗，但问题出现在对封闭抗体造成流产和不孕的认识不够统一，有的认为目前已婚妇女检查阴性率高，差不多80%左右都会是阴性，进而认为不需要治疗，有时会自己转阳；有的认为封闭抗体虽然会影响怀孕和流产，但流产1次并不需要治疗，至少要流产2次以上才有治疗意义⋯⋯黄老在临床上经常碰到流产病人，找原因时会先检查封闭抗体，若阴性也会介绍病人做封闭抗体阴性血清免疫治疗，然后中西医配合治疗，效果更好。我们曾碰到过流产六七次的病人，她说自己是习惯性流产，从外地来深圳找黄老看病。黄老问她流产这么多次，检查了什么原因吗？她说该检查的都检查了，并一一拿出检查报告给黄老看，确实该做的检查都差不多做了，就是没有检查封闭抗体。黄老开了一张血检封闭抗体化验单，检查结果是封闭抗体阴性，黄老说你要做配偶血清免疫治疗，然后中西医配合治疗效果才好。病人请黄老开了中药处方，回去后也要老公做了血清免疫治疗，吃中药和打针双管齐下，结果怀孕生了小宝宝。

封闭抗体阴性会引起流产，这是不争的事实，现在检查出阴性病人也多，怎么治疗？黄老的体会需要中西医配合，西医的血清免疫治疗是有效的，中医药调治到最佳受孕状态是必需的，这也是我国治疗封闭抗体阴性引起的不孕症的独特优势所在。

病例： 高某，女，37岁，结婚多年，月经正常，夫妻感情好，曾流产两次，B超报告子宫内膜薄，4~5mm，排卵差，只有发育中幼稚卵泡，没有优势卵泡，还有子宫肌瘤。找到黄老治疗，黄老要给她做性激素六项和免疫不孕四项、封闭抗体检查，报告促黄体和促卵泡激素低，免疫不孕四项正常，但封闭抗体阴性，子宫肌瘤10mm×13mm。黄老在继续中药治疗的同时，告诉她要做血清免疫治疗，每半月注射老公免疫血清一次。服中药会调整激素水平到正常，排卵逐渐由发育卵泡向优势卵泡过渡，B超医生告诉子宫内膜厚度已正常，8~10mm，卵泡也有19mm×15mm大小，卵圆饱满，子宫肌瘤消失。病人很高兴，也有信心，说黄老就认准您老人家治疗吃中药。之后又做了4~5次血清免疫注射后，复查封闭抗体仍然不转阳，问黄老怎么办？黄老说中药继续吃，巩固已具备的优育条件，血清免疫治疗继续做，好在医院也同意再治疗一个疗程，并说不必避孕，若怀了孕，再每个月注射一次加强针。在四五个月后，血清免疫注射8针，封闭抗体仍不转阳，再次问黄老怎么办？黄老说暂不注射，（病人不放心，怕怀孕又流产，在西医的支持下继续注射了3针）一如既往地坚持中药助孕。不久病妇自测尿妊阳性，黄老给她抽血查孕激素和血HCG，报告孕激素31.46ng/ml，HCG21117miu/ml，符合妊娠指数，但孕妇说阴道少量出血，不腹痛，不腰酸，小腹不坠胀，妇科医生说可能会先兆流产，再问黄老怎么办？黄老说要好好休息，不要紧张，这是中医所谓盛胎，血气旺的表现，给她开了养血清心、宁神安胎的中药，几天后不见红。嘱咐她继续观察，2014年5月17日，初妊7到8周，B超提示宫内可见孕囊和胎心音，是健康胚芽，病人高兴极了，黄老要她好好护胎，不要太兴奋，没有什么不舒服，就不服中药了。先后历时11个月，其中病人打了11次血清免疫针封闭抗体仍不转阳，一直坚持服中药，消除了病人的子宫肌瘤，促进了卵巢的排卵功能，内膜恢复正常，终于心想事成，怀上了孕。并于2015年元月5日生下一健康男婴。

按语： 封闭抗体阴性会影响不孕或胎停，这是中、西医，尤其是治疗不孕症医务人员的共识。

黄老曾治疗一位山西省的习惯性流产七八次的患者，患者春节期间来深圳探亲，在深圳市中医院名中医工作室请黄老治疗，被检查出封闭抗体阴性。黄老给予中药治疗。同时，建议患者回山西后，要做血清免疫治疗，两者同时进行，终于获得妊娠成功。

本书所载高某这例封闭抗体阴性患者，流产两次，找到黄老治疗时，黄老建议她做血清免疫治疗，患者共做11次，始终没有转为阳性。患者一直坚持黄老所开的纯中医药治疗，前后历时11个月，内膜由4～5mm转为8～10mm，卵泡由不正常转为19mm×15mm，终于在2014年5月17日B超时见宫内有孕囊、胎心音。到2015年元月5日顺利生下一男婴。说明封闭抗体阴性患者，经过中医药治疗，可以怀孕生下可爱的宝宝，即是其例。

黄老认为临床上不要围于检查所困，坚持中医辨证论治，有些不可能出现的事情，有可能变为现实。

十五、关于试管婴儿

到2009年，我国每个省都建立了生殖中心，有资质做试管婴儿技术的机构几百家，深圳市也有好几家。请读者记住下列时间和数字：

1978年7月26日，世界上首例试管婴儿路易斯·布朗在英国诞生。至今全世界试管婴儿已超过500万例以上。第一例试管婴儿是位女性，至今36岁，已结婚自然怀孕生了一个男孩。

1988年3月我国内地首例试管婴儿"萌珠"诞生。至今保守估计，我国诞生的试管婴儿已有几十万例，2011年单湖南的中信湘雅生殖与遗传专科医院就完成了试管婴儿手术1.8万例。我国第一例试管婴儿现已26岁。试管婴儿技术的诞生，给世界不孕不育夫妻带来了福音，他们朝思暮想想拥有健康、活泼小孩的梦想终能成真。但是做试管婴儿的适应证是什么应该清楚，并严格掌控准入标准，这在下面有关章节会详细说明。

　　说实在话，人类现在还真的并不完全了解自然生殖的规律和奥秘，在临床我们经常碰到不明原因的不孕症，即是其例。试管婴儿技术在一片赞叹声中，有没有考虑到对孩子健康的影响？黄老在临床上接诊过很多做试管婴儿失败者，他首先要问清这对夫妇是不是符合做试管婴儿的适应证，再问夫妻俩精子、卵子是否正常和优秀，夫妻性器官是否有生理缺陷和解剖学的异常，他们为什么做试管婴儿会失败，主诊医生怎么回答和分析失败原因的？黄老曾经接诊过最多是5次试管婴儿失败者，一般的是以2至3次为多，她们的回答也是一头雾水，要么说医生讲全世界的成功率都只有40%左右，看到人家做试管婴儿成功，自己心里也燃起了希望，配置受精卵成功后，医生总会留下一些冷冻胚胎备用。对这样的病人，黄老都要分析不孕和做试管婴儿失败的原因，进行逐项梳理，从中发现问题并针对性进行治疗。有一位37岁做了3次试管婴儿失败的妇女，本已心灰意冷，看到做过试管婴儿失败的朋友找黄老治疗后怀了孕，又重新燃起了希望。找到黄老治疗后喜获怀孕，见人就说中医真神，试管婴儿没有使她心想事成，想不到老中医圆了她做母亲的梦！

试管婴儿国内外报道成功率40%左右，这说明两个问题，一是这项新技术还有不够完善的地方，虽然现在已经发展到试管婴儿4代新技术，还在不断发展，不断完善；二是病人有这样或那样的问题，不完全具备做试管婴儿的条件，仓促行事怎么会成功？找中医治疗主要是针对做试管婴儿失败的这样或那样原因进行调整或治疗，结果有的自然受孕，有的再做试管婴儿成功，现举病例以说明之。

病例： 谢某某，女，37岁。先后3次做试管婴儿失败，心灰意冷，打算放弃努力，领养一个孩子。听到一位做试管婴儿失败的病友告诉她，她找黄老应用纯中药治疗，怀了孕，生了孩子。这位病人本已不抱任何希望，听到这位病友说，心里又燃起了希望，想再努力一次。于是她找到黄老求诊，黄老问她输卵管是否阻塞或被切断？她说没有。排卵和内膜好不好？她说有多囊卵巢，月经不调，要么推迟，要么不来，排卵差，内膜薄。老公的精液常规检查怎样？有没有不液化，精子活动力如何，精子活动率怎样？夫妇俩有没有做染色体检查？谢女士说每次做试管婴儿都有检查，医生说没有问题，有问题我们也要先治疗好后再做试管婴儿的。黄老又问，医生给你怎么治疗的；不来月经打黄体酮，不排卵或排卵差吃克罗米酚，内膜薄又吃什么？她说不清楚。黄老说下次复诊请你把所有的检查报告复印一份给我看。复诊时黄老仔细阅读了所有的报告，夫妇俩染色体正常，女的性激素六项中促黄体、卵泡生成激素低，孕激素低。内膜薄，仅4mm，排卵差，只有幼稚卵泡，大小在7mm×6mm左右，有10多个，既没有发育卵泡，更没有优势卵泡。男的弱精，液化时间长，超过1小时，精子活动率43%，异常精子多，占98%，正常精子只有2%，A级7%，B级12%，A+B＜50%，前列腺增生、肾亏腰痛，尿有余沥，早泄，舌苔白润，脉沉缓等。黄老给他们夫妇俩分别开了处方：男的补肾生精，活血通淋，软坚散结。二仙散（当归、巴戟天、仙灵脾、仙茅、知母、黄柏）、腰三味（杜仲、续断、桑寄生）、五子衍宗丸（枸杞、覆盆子、菟丝子、韭菜子、金樱子）加缩泉龙牡（益智仁、乌药、淮山、山甲粉、皂角刺、路路通、川芎、桃仁、田七、煅牡蛎、煅龙骨）。每日1剂，水煎两服。医嘱不吃酸冷、油炸、辛辣食物，不要晚睡。最好不抽烟、不酗酒，早点睡觉，养精蓄锐，此方先服一个月再议。女的染色体正常，输卵管通畅，只是有多囊卵巢，月经不调，月经周期长短不一，排卵差，内膜薄。谢女士先要调经和消散多囊卵巢，给予玉屏和调三桃红四物、加泽兰，又以化瘤四味为治：黄芪30克、炒白术15克、防风10克、丹参15克、益母草10克、制香附10克、桃仁10克、红花10克、当归10克、川芎10克、赤芍10克、生地15克、泽兰10克、水蛭10克、田七5克、制没药5克、制乳香5克、三棱10克、莪术10克。最好每天早晨用糯米酒或黄酒或葡萄酒加红糖、当归水煮一个鸡蛋当早点食疗，一直坚持服至来月经，不来照服。两个多月后，病人说服中药和食疗后，小腹隐痛，有坠胀感，好像要来月经。黄老问她有什么其他不适？摇摇头说没有。继续照方再服，并嘱B超复查，查后病人高高兴兴把B超报告给黄老看，多囊有所缩小，卵泡仍以幼稚卵泡为主，偶见少数发育卵泡，都在10mm左右，内膜5~6mm，病情有好转，病人更增添治疗信心。半年后，病人月经来潮，但量少，色暗，有血块，不流畅，下腹胀，阴道不干，有夫妻生活。黄老改变中药处方：停服食疗早点，吃了几个月怕发胖和血糖升高。中药减玉屏风，调三和桃红、泽兰，加五子衍宗丸，每日1剂，水煎两服。丈夫坚持服中药，重做精液常规复查，液化时间趋于正常，房事后妻子稍稍流出精液少许，精子活动率54%，A级+B级=43%，性能力增强。夫妇俩病情均有好转，更坚定信心继续中医药治疗。又过两三个月后，女的月经来潮，经量由少增多，色暗红，无痛经，乳稍胀，腰不酸，有生理要求，夫妻生活正常。复查B超有排卵和优势卵泡，内膜6~7mm。黄老第三次调整中药处方，以玉屏风、二仙散合五子衍宗丸，酌加紫河车、鹿胎粉为治。不久告之停经，做尿妊娠试验阳性，再到7周左右复查B超，提示有孕囊和胎心音，夫妻俩非常高兴。女的每逢遇到昔日做试管婴儿失败病友，就非常感慨地说，中医真神，老中医圆了我做母亲的梦。之后源源不断地介绍病人来找黄老就诊，简直成了黄老义务宣传员、热心粉丝。先后中医药治疗盈年，才心想事成，如愿以偿。

按语： 试管婴儿失败后，找中医治疗的不少，黄老也治疗成功一些。笔者想强调指出，试管婴儿让全世界500多万婴儿诞生，实现了多少夫妻梦寐以求的做父母的梦想，发明试管婴儿新技术的英国医生也获得了诺贝尔医学奖。但这项新技术不是万能的，已经发展到第四代，说明在不断完善和不断发展中，其成功率也只在40%～50%之间。但是目前仍存在一些问题，是不是一定要一而再、再而三地做试管婴儿？做试管婴儿要坚守适应证，把关要严，要对病人负责，不要被经济利益驱动，该做的就做，不具备条件等治疗后具备做试管婴儿条件再议，现在恕笔者直言有点乱。试管婴儿不成功，无论对身体或经济都有损失，很多做了试管婴儿的女士经历过此痛苦，取卵和促进卵巢排卵的过程很辛苦, 取卵成功受精后又要放回宫腔着床, 这个过程也不好受。成功了吃些苦、花钱也值, 而对打工夫妻或普通工薪阶层, 要节省几万块钱, 不容易啊。没有成功可能还会留下后遗症, 还要治疗和调理。黄老体会到这些病人的痛苦, 下决心要使中医治疗不孕不育症的疗效提高, 使更多患者通过中医药治疗达到心想事成, 实现做妈妈的心愿。有的多次在国内外做试管婴儿失败的夫妻还说西医不行找中医试试, 国外不行回到国内来, 这确实是明智的选择。同时黄老告诉他们这种事是急不得的, 要尊重规律, 尊重科学, 坚持治疗, 一定会功到自然成!

第三节　针灸治疗不孕症

一、概况

　　针灸治疗不孕症有悠久的历史。《针灸甲乙经》《千金方》《圣济总录》等古代医籍都记载了使用针灸治疗"绝子""绝产""不子"等的方法。据兰蕾等[1]统计, 秦汉至清末的针灸治疗不孕症的处方构成中涉及任脉、肾

①　兰蕾, 等. 针灸治疗不孕症的古代文献分析[J]. 辽宁中医杂志, 2009, 36 (11): 1968~1969.

经、脾经、胃经、膀胱经、督脉、肝经和大肠经，其中任脉是针灸治疗不孕症的不二选择；中极、关元、然谷、水道、三阴交、子宫、阴廉、商丘、阴交、石门是针灸治疗不孕症最常选用的腧穴，穴位选择倾向于腹部和下肢的腧穴。刺灸法方面，灸法占据主导地位，单纯针刺的疗效比灸法差，故常针灸合用。

现代对针灸治疗不孕症的临床研究非常多，取得的效果也很好。黄琴峰[①]根据收集到的1956~2007年针灸文献资料分析，临床治疗主要选取的经络按应用频次排序为任脉、膀胱经、脾经、胃经、肾经、经外奇穴、肝经、督脉等。各部位穴位应用频次排序为小腹部穴、腿阴部穴、下背部穴、足阴部穴、腿阳部穴、上背部穴。

如此选择经脉和部位是因为任脉与胞宫和生殖功能有密切关系，因子宫与卵巢等生殖器官均位于小腹部，故取任脉的关元、中极、气海、神阙，以调理冲任。关元为小肠之募穴，中极为膀胱之募穴，两穴均为足三阴经、任脉之交会穴，此两穴相配，可培元固本，调和冲任，使阴血、精血生化有源而充盛。也取子宫穴，子宫为经外奇穴，位于小腹两侧，《针灸大成》说："子宫治妇人久无子嗣。"

多取下肢穴，因为本证与肝、脾、肾三脏相关，"女

---

① 黄琴峰. 针灸治疗不孕症临床规律探讨[J]. 辽宁中医杂志，2010，37（11）：2233~223.

子以血为本，血足则子宫易于容物"，脾主运化，肝主疏泄，肝藏血，肾主生殖，肾气充盛，天癸成熟，任冲脉盛，气血调和，适时交媾，才能摄精受孕。故取下肢肝经的太冲、行间，以疏肝调经；肾经的太溪、涌泉、交信，以补益肾气；脾经的三阴交、血海、阴陵泉、地机和胃经的足三里、丰隆、水道，共奏健脾和胃，调和气血之功。

无论古代和现代，三阴交都是治疗不孕非常重要的穴位，因其是足三阴经的交会穴，可助脾运化，调肝理血，补益肾气，因而是治疗不孕症的主穴。

从治疗方法分析，现代以针刺为主，这是与古代以灸法为主不同的地方。也有很多采用综合疗法。针刺采用平补平泻或虚补实泻法为主，此外，电针使用也越来越多，还有使用梅花针、温针方法的。综合疗法多针刺配合中药，也采用灸法，灸法中含艾条灸、隔药灸、隔姜灸、艾炷灸、隔盐灸、雷火灸等。

针灸配合药物治疗也是常用的方法，针药并用治疗不孕症可以提高疗效。

此外，针灸配合耳针刺激、足反射治疗、循经按摩等方法治疗不孕也有报道。（详见后面的介绍）

二、治疗方法

概括古今临床经验，一般公认的针灸治疗不孕的原则是：疏肝调经，健脾化湿，调理冲任，补益肝肾。

基本穴位：三阴交、关元、中极、子宫。

随症加减：肝气郁滞型加太冲、内关、肝俞，以疏肝调经；痰湿内阻型加足三里、丰隆、阴陵泉穴，以健脾化湿；气滞血瘀型加气海、归来、血海，以祛瘀行滞；肝肾亏虚型加肾俞、太溪、肝俞、次髎、命门、大赫穴，以补益肝肾。

综合近年来针灸对不孕症治疗的研究情况，从不孕症的病因分析，针灸较多用于治疗排卵功能障碍、输卵管炎症及阻塞、卵泡发育不良、卵巢早衰、多囊卵巢综合征、难治性不孕症等。

对针灸治疗不孕症的机理普遍认为是针刺能够增强人体自身的调节，使下丘脑—垂体—性腺轴调节机能更加完善，可使促卵泡刺激素、促黄体生成素、雌激素、孕激素等的分泌趋于正常，从而恢复正常排卵，提高受孕率。针灸还能消除输卵管和附件的炎症，有利于输卵管的疏通，改善输卵管内纤毛的运动，使输卵管蠕动增强，局部粘连的结缔组织松解，使输卵管功能恢复，有利于摄纳卵子，并使受精卵顺利送达宫腔。对难治性不孕症，针灸治疗可改善子宫内膜的发育状况，与人工授精并用可以明显提高妊娠率。

在治疗时间上，排卵功能障碍所致的不孕症一般于月经周期第12～14天（排卵期）治疗，其他原因所致的不孕症一般在月经干净后第3~5天开始治疗,每日或隔日1次,经期停针。

三、临床研究

(一)卵泡发育不良

蒋江帆、周怀芳[1]采用B超监测针灸治疗卵泡发育不良21例。

治疗方法: 月经前期温肾助阳、活血通经,月经中、后期滋肾益阴、补肾填精。取穴:经前期取三阴交、曲骨、命门、气海等穴,针灸并用。月经中、后期取肾俞、关元、然谷、三阴交、足三里等穴位。用平补法,留针30分钟,其间隔10分钟捻转运针1次,隔日治疗1次。根据病情辨证,属虚寒症加温灸,属胞宫寒冷用灸法并嘱患者每晚自悬灸关元穴约15分钟,以皮肤变红为止。每次选4~6穴,单侧耳穴用王不留行籽贴压穴位上,每3天换1次,10次为1疗程。

结果: 21例不孕症患者采用穴位针灸治疗共52个周期,平均观察24个周期,其中16例成功排卵,成功率为76.1%;3例卵泡达到成熟后指标不排卵,占14.2%;2例卵泡发育无明显改变,占9.5%。

结论: 针灸治疗后对卵泡发育有不同程度促进作

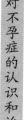

第四章　中医对不孕症的认识和治疗

① 蒋江帆,周怀芳. 采用B超监测针灸治疗卵泡发育不良21例[J]. 长春中医药大学学报,2008,24(3):335.

用。B超监测卵泡发育成熟后或估计排卵后最短时间内同房可提高受孕几率。

讨论：对于不排卵造成的不孕症，西医主要用药物调理内分泌及激素治疗，用药剂量上往往不易掌握，常可出现用药过量致使卵泡过度刺激、老化。针灸结合中药辨证治疗不排卵可避免这种现象的发生，且可反复应用。

（二）排卵障碍性不孕症

黄进淑[1]采用艾灸治疗排卵障碍性不孕症46例，将88例本病患者分为艾灸组46例，中药组42例。

治疗方法：艾灸组：艾灸主穴取关元、子宫、三阴交。配穴：肾虚者加肾俞，肝郁者加肝俞，痰湿内阻者加脾俞、丰隆。操作及护理：用艾条灸所选穴位，以局部温热为度，主穴每穴灸20分钟，配穴每穴灸15分钟，每日或隔日1次，月经周期的第12～16天须每日灸1次，经期停灸。中药组：①肾阳虚者温阳补肾，调补冲任，以右归丸加减（附子、熟地、枸杞子、杜仲、鹿角胶、肉桂、山药、山茱萸、菟丝子、仙灵脾等）。②肾阴虚者滋肾养血益阴，以左归丸加减（山药、山茱萸、枸杞子、茯苓、生地、

---

① 黄进淑. 艾灸治疗排卵障碍性不孕症46例临床观察[J]. 中医药导报，2006，12（9）：54～55.

女贞子、桑寄生、甘草）。③肝气郁结者给予疏肝解郁，行气养血，以开郁种玉汤加减（当归、香附、白术、云茯苓、丹皮、郁金、女贞子、仙灵脾）。④痰湿内阻者治以健脾祛湿化痰，以苍附导痰丸加减（苍术、香附、云茯苓、胆南星、橘红、枳壳、白术、艾叶、熟地、当归、川芎、甘草）。治疗1个月为1疗程，观察3个月后评定疗效。月经第7天开始服中药，每日1剂，经期停服。

结果： 艾灸组46例，有效35例，其中15例已怀孕，有效率76.08%；中药组42例，有效32例，有效率76.19%，两组比较，差异无统计学意义。

结论： 艾灸治疗不孕症有肯定的疗效，且较之中药有操作简单、经济、无痛苦、无副作用等优势。

（三）未破裂卵泡黄素化综合征

连方等[1]用电针刺激治疗未破裂卵泡黄素化综合征（luteinized unruptured follicle syndrome LUFS）30例。

治疗方法： 治疗组：取穴关元、中极、子宫（双）、三阴交（双），针刺得气后，接电极线（关元、中极为一对正负极；双侧子宫和三阴交分别为一对正负极），用D8605电针仪，疏密波，频率0.3Hz，电流输出1~2挡，电针30分

① 连方，等.电针促使LUFS病人排卵的临床研究[J].上海针灸杂志，2006，25（8）：3~5.

钟，每日1次，从B超监测卵泡直径≥18mm时开始，连续1~3次（排卵后终止）。同时B超监测排卵情况和卵巢血流搏动指数（PI）和阻力指数（RI），至B超监测卵泡排出日则停。对照组：预计排卵日B超监测下卵泡直径≥18mm时给予HCG10000U肌注。同时同上法B超监测排卵情况和卵巢血流，每日1次，连续2日。两组除外妊娠者，均治疗3个月经周期。

结果：治疗组30例，78周期，正常排卵60个周期，排卵率为76.92%；对照组30例，86个周期，正常排卵36个周期，排卵率41.86%，两样本经统计学处理，排卵率有极显著性差异（P<0.01）；而且治疗组妊娠11例，妊娠率36.67%，对照组妊娠4例，妊娠率13.33%，治疗组妊娠率也显著高于对照组，差异有显著性（P<0.05）。治疗组30例黄素化未破裂卵泡综合征患者，经电针治疗后E2、LH均有显著性增高（P<0.01），与对照组比较差异有显著性（P<0.05）；电针后卵巢动脉血流搏动指数（PI）、阻力指数（RI）均显著性下降（P<0.01），与对照组比较差异有极显著性（P<0.01），提示电针补肾活血、调理冲任能改善生殖内分泌水平，增加卵巢血供，降低卵巢动脉血流阻力。

讨论：电针可明显改善患者的排卵率和妊娠率，这可能是针刺有关腧穴通过某种机制兴奋下丘脑—垂体—卵巢轴系统，促使E2、LH分泌，诱导出LH峰诱发排

黄海龙治不孕

卵。同时电针可改善卵巢动脉血流灌注，使卵巢动脉扩张，导致舒张期流速增高，血流量增加，血流阻力下降，毛细血管通透性增高，促使卵泡破裂、排出。提示针刺可发挥整体调节的优势，从整体上调节机体的内分泌环境和卵巢局部微循环，从而有利于妊娠。

（四）多囊卵巢不孕症

赵荣[①]采用针灸配合经络循按治疗多囊卵巢不孕症20例。

治疗方法：主穴取子宫穴、三阴交、中极。痰瘀内阻型加归来、丰隆、中脘；阴虚内热型加太溪、地机；气血不足型加关元、足三里、太溪；血虚肝郁型加内关、太冲。选用G6805型电针仪，艾条长度约2cm。痰瘀内阻型和血虚肝郁型双侧子宫穴交替使用电针（疏密波，频率2/50Hz）和温针灸，阴虚内热型子宫穴使用电针（疏密波，频率2/50Hz），气血不足型子宫穴使用温针灸。留针20分钟。起针后，在归来穴局部拔罐，留罐10分钟。经络循按患者取仰卧位，腹部放松，按痰瘀内阻型沿任脉腹部循行、肾经腹部循行、胃经腹部循行、脾经腹部循行，从下至上，依次进行循按；阴虚内热型、气血不足型、血

① 赵荣. 针灸配合经络循按治疗多囊卵巢不孕症20例[J]. 上海针灸杂志，2011, 30（6）：408～409.

虚肝郁型沿足太阴下肢循行、足厥阴下肢循行、足少阴肾经下肢循行，从下至上，依次进行循按。每经循按3次，在循按过程中，如遇有疼痛明显或其他感觉明显部位，略延长按压时间。每星期2~3次，10次为1个疗程，共治疗3个疗程。月经期间不停止治疗，在月经期间腹部循按时，力度适当减轻，对于月经量多的患者，月经期间三阴交针感适当减轻。

结果： 20例患者中，在治疗后1年内怀孕者10例，2年内怀孕3例，3例B超监测连续2个月有优质卵泡排出，4例无排卵。治愈率为80.0%。针灸配合经络循按对多囊卵巢不孕症患者来讲，既无副反应，又容易让患者接受，临床疗效较好。

（五）卵巢早衰不孕症

沙桂娥等[1]采用针灸治疗卵巢早衰不孕症84例。

治疗方法： 针灸组取关元、中极、大赫、子宫、肾俞及胸5~腰4夹脊穴为主穴。肝肾阴虚者加三阴交、阴陵泉、肝俞、阴郄、复溜。脾肾阳虚者加脾俞、命门、次髎、地机。手法用补法，先用指弹进针，得气后留针20分钟，脾肾阳虚者加温针灸，出针后背俞及夹脊穴拔火罐5~10

---

[1] 沙桂娥，等. 针灸治疗卵巢早衰不孕症84例的临床研究[J]. 针灸临床杂志，1998，14（6）：16~18.

分钟。20次为1疗程、休息5~7天进行下一疗程,6个疗程为限。西药组采用克罗米酚及己烯雌酚联合治疗,克罗米酚50mg/日共5天,己烯雌酚0.5~1mg/日共20天。停药5~7天,再进行下一疗程治疗,6个疗程为限。

结果:针灸组84例,显效60例,显效率71.43%;西药组84例,显效30例,显效率35.71%,两组比较,差异非常显著(P<0.01);针灸组有效率90.47%,西药组67.85%,两组比较差异显著(P<0.05)。

讨论:针灸治疗对人体垂体促性腺激素的作用比较持久,停止治疗后较长时间内效应明显,而西药激素治疗虽然近期也有较明显作用,但停药后效应不够持久。通过我们一系列临床和动物实验研究证实,针灸对垂体分泌功能及生殖内分泌功能的影响主要是针灸能激活脑内多巴胺系统,调整脑—垂体—卵巢的自身功能,使自身功能恢复,生殖内分泌恢复正常,生理的动态平衡,因而作用持久疗效好。

(六)输卵管阻塞性不孕症

李艳梅等[1]运用中药、温针灸治疗输卵管阻塞性不孕症50例取得了较好的疗效。根据临床表现输卵

---

① 李艳梅,等. 中药温针灸合用治疗输卵管阻塞性不孕症50例[J]. 中国针灸,2005,25(4):259.

管阻塞性不孕症具体可分为4种类型：气滞血瘀型，湿热瘀阻型，痰瘀互结型，肾虚血瘀型。

治疗方法：中药治疗：主方用通管汤。药物组成：炮山甲10克、皂角刺15克、三棱12克、莪术12克、制乳没各12克、昆布12克、海藻12克、赤芍9克、益母草12克、路路通12克、夏枯草9克。气滞血瘀型加柴胡10克、香附10克。湿热瘀阻型加土茯苓30克、绵茵陈30克。痰瘀互结型加清半夏、白芥子、陈皮各10克。肾虚血瘀型加生熟地各12克，丹参、桃仁各10克；如畏寒明显则去生熟地加熟附子、肉桂、小茴香各6克。水煎服，每日1剂。月经期停止服用，1个月经周期为一疗程。月经干净第3天开始服用，至月经来前2天停服。

温针灸治疗：主穴取气海、中极、子宫、合谷、三阴交。辨证取穴：气滞血瘀型加太冲；湿热瘀阻型加行间、阴陵泉；痰瘀互结型加丰隆、中脘；肾虚血瘀型加肾俞、太溪。操作：用0.35mm×50mm毫针针刺，先取主穴气海、中极、合谷、三阴交，再取子宫穴。取子宫穴时在该穴处或周围循按，以压痛点或按压有阳性反应处为针刺点，采用捻转进针法，使针感传至阴部最佳。气海、中极、合谷用补法，三阴交及子宫穴用平补平泻法，然后再根据辨证配伍其他穴位。

灸法：将艾条切成长约1.5cm的艾段，用牙签在横截面中央插一小孔，然后穿到主穴已针好的毫针柄上，配穴不用灸法。每穴连续施灸3壮。对于阳虚者配合神阙施隔盐艾炷灸治疗。起针后在背部肝俞、脾俞、肾俞及腰骶部走罐5分钟，隔日治疗1次，月经期停止治疗。1个月经周期为一疗程。

治疗结果：本组治疗时间最短1个疗程，最长3个疗程，平均1.6个疗程。50例中，治愈27例，占54.0%；好转20例，占40.0%；无效3例，占6.0%。有效率94.0%。

典型病例：吴某，28岁，东营市人，于2003年2月17日来诊。已结婚3年余，于2000年5月流产1次，以后未再怀孕。其丈夫精液常规及免疫学检查均属正常范围。纳眠可，二便调，月经规律，（28±2）天一行，持续3~5天，量少，色黑有块，经期伴小腹坠痛，畏寒，舌质淡紫、苔薄白，脉沉细。妇科检查示双侧附件有条索状结节伴压痛。行子宫输卵管造影示双侧输卵管不通。右侧输卵管迂曲伞端粘连。中医诊断为：无子（肾虚血瘀型），西医诊断为：不孕症（双侧输卵管不通）。遂给予通管汤加熟附子6克（先煎）、小茴香9克、肉桂6克（后入），每日1剂，月经干净第3天服用，至月经来前2天停服。针灸取穴气海、中极、子宫、合谷、三阴交、太溪，并配神阙隔盐艾炷施灸。炷如半个枣核大小，不拘壮数。针刺子宫穴时取压痛最明显处，使针感向下扩散，并与其他主穴配合温针灸。

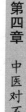

起针后在背部的肝俞、脾俞、膈俞、肾俞及八髎穴走罐，以皮肤潮红为度。隔日1次，月经期间停止治疗。一疗程后，月经来潮已不腹痛，畏寒症状亦有好转，经后第4天，行子宫输卵管造影示双侧输卵管已通，并于次月怀孕，2004年3月足月顺产一健康男婴。

(七) 输卵管性不孕

王迪华等[1]运用穴位注射配合针灸治疗输卵管性不孕症64例。

治疗方法： (1) 穴位注射取子宫、次髎穴。炎症为主选用鱼腥草注射液、庆大霉素、α-糜蛋白酶，盆腔粘连为主选用丹参注射液、人胎盘组织液。每次治疗取双侧相同穴位，同一药物，每穴2ml，每日1次，交替进行。(2) 针刺取气冲、归来、冲门、大赫穴，配穴足三里、三阴交、阴陵泉，每次取主、配穴2～4穴，按常规进针深度，以小幅度提插捻转使针感达会阴部，留针15～20分钟。(3) 隔姜灸下腹部，以温热为度，每日灸30分钟。上述治疗1个月经周期为1个疗程，月经期停止治疗。

结果： 治愈31例，显效20例，好转8例，无效5例，治愈率为48.44%，总有效率92.19%。怀孕率达48.44%，较

---

① 王迪华，李元娥. 穴位注射为主治疗输卵管性不孕症64例[J]. 上海针灸杂志，2001，20 (2)：18.

文献报告39.5%有提高。

讨论：输卵管不通性不孕症在中医认为多为气滞血瘀，胞脉受阻所致，选用鱼腥草注射液以清热解毒，达到抗菌消炎的作用，穴位注射具备针刺和注射药物的双重作用，使药物直达病所，能迅速激发经气，并使药物的作用明显增强。丹参注射液对纤维细胞的增殖起抑制作用，人胎盘组织液能缓解盆腔及输卵管粘连。针刺气冲、大赫、冲门等可调冲任，通经脉，从而使输卵管蠕动增强，局部粘连的结缔组织松解，使输卵管功能恢复，有利于摄纳卵子，并使受精卵顺利送达宫腔，减少宫外孕的发生，提高受孕率。

（八）黄体功能不全不孕

刘涓[①]采取中药补肾调周法结合针灸治疗黄体功能不全导致的不孕症60例，将妇科门诊就诊的不孕患者60例，按随机数字表法分为两组：治疗组30例，年龄（27.8±2.5）岁；不孕时间（2.4±1.4）年；对照组30例，年龄（26.9±2.4）岁；不孕时间（2.7±1.42）年。

治疗方法：治疗组采用中药加针灸周期疗法，经后期：经净始服中药至周期第11天，具体方药：当归12克、熟地黄15克、枸杞子15克、女贞子15克、菟丝子15克、杜

① 刘涓. 补肾调周法结合针灸治疗黄体功能不全不孕症60例[J]. 光明中医，2012，27（12）：2478~2480.

仲15克、黄精15克、肉苁蓉12克等，配合针刺腰阳关、命门、肾俞、次髎、中髎、百会等，加灸百会。经间期：B超监测卵泡长至1.5cm始服6剂，药用：柴胡10克，赤、白芍各10克，菟丝子15克，枸杞子15克，覆盆子15克，刘寄奴15克，泽兰12克，川牛膝12克，苏木10克，生蒲黄12克，益母草10克，女贞子15克，鸡血藤15克等，配合针刺太冲、合谷、齿龈、气海、三阴交、血海等，以上穴位均为泻法。经前期：排卵后始服，连服10~12剂，药用：熟地黄15克、当归12克、山药15克、枸杞子15克、菟丝子20克、覆盆子15克、女贞子15克、淫羊藿20克、山萸肉15克、肉苁蓉15克、川续断15克、党参15克等，针灸选穴：关元、中极、石门、子宫、气海、归来、三阴交、血海、太溪等，以上穴位均为补法。月经期用桃红四物汤加味，连服3~5剂。整个治疗方案的服药方法均为1剂/天，水煎分2次服，除去妊娠，连续治疗3个月经周期。针灸则隔日一次，每次30分钟。对照组予黄体酮胶囊100mg/次，2次/天，连服10天，排卵后服用，除去妊娠连服3个月经周期。

结果：治疗组在肾虚症候积分、血清E2、P水平、子宫内膜厚度等方面改善都明显优于对照组，治疗组30例中妊娠14例，对照组30例中妊娠8例，治疗组和对照组妊娠率分别为46.7%、26.7%，差异均有显著性意义（P<0.05），治疗组疗效优于对照组。中药配合针灸治疗黄

体功能不全不孕疗效显著,可显著提高妊娠率。

　　讨论: 中药人工周期疗法是借鉴现代医学卵巢周期性变化及对相应靶器官子宫的影响机理,以中医学关于"肾主生殖",生殖与肾气—天癸—冲任—胞宫之间平衡为理论基础,并结合中医辨证论治的一种周期性用药疗法,即把整个月经周期分为不同的几个时期选方用药,以达到调经种子的目的。具体来说:行经期,中药以活血调经为主,重在祛瘀,祛瘀才能重阳下泄,才能更好地开始下一周期的阴长。方用桃红四物汤加肉桂、川牛膝、泽兰治疗;经后期:经后胞脉空虚,阴血不足,治以滋阴养血为主,促卵泡发育,用药时注意酌用补肾阳的药物,如杜仲、肉苁蓉等达到阴中求阳的目的;并同时开始针刺以足少阴肾经为主的穴位,使肾中精血逐渐滋生,以补法为主来促进卵泡发育成熟。经间期特点为重阴转阳,重阴在氤氲状的气血活动下转化、排卵,让位于阳;其次,女子又"以肝为先天",肝肾同源,肾虚失煦,肝郁失疏,往往阴转阳迟缓,故治疗在温肾活血的同时,辅以疏肝。此时开始加调理冲任气血的穴位来促进排卵;经前期特点为阳长阴消,阳气鼓动,万物生发,阳长的目的在于温养子宫,为受孕提供孕育环境和条件,此时的治疗主要是温补肾阳,用药时辅以健脾,补后天以养先天。此时加以针刺督脉及补肾阳的穴位来维持黄体功能,从而达到提

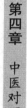

第四章　中医对不孕症的认识和治疗

高妊娠率的目的。

此外，石信箴、杜钢[1]临床应用足反射疗法配合针灸治疗不孕不育症20例，其中，男性不育症1例，女性不孕症13例，男女双方不育不孕者3例（6人）。年龄：21~25岁3例，26~28岁4例，29~31岁5例，32~35岁4例，36~38岁2例，39~42岁2例。合并症：免疫性不育不孕症2例，输卵管受致病因素感染不孕症3例，男、女性生殖系统的炎症各2例，黄体功能不全性不孕症2例，多次人工流产造成的不孕症6例，月经过多及紊乱不孕症2例，习惯性流产3例。

足部反射疗法原则和按摩手法：详查病因，明确诊断，选准区域，根据虚实，施治手法，先按全足，重点加强，由轻到重，轻重结合，节奏均匀，耐心细致，细观表情，鼓励病人，树立信心，坚持治疗，受孕生子，皆大欢喜。

方药：根据临床辨证论治开取方药，汤药方剂、中成药等。

针灸治疗原则、选穴与手法：根据病情虚实之特点，针灸要掌握虚则补之、实则泻之、不虚不实则平补平泻之原则。针刺取穴根据临床症状和经验而取之。由于人

---

[1] 石信箴，杜钢. 足反射疗法配合针灸治疗不育不孕症20例疗效观察[J]. 2004反射学全国研讨会会议交流文集，2004，（10）：72~79.

的体质不同和临床辨证的不同，采用不同手法，或补或泻，寒症、虚寒症针上加灸法。疗程：10~15次为1疗程，休息10天，再行第二疗程。治疗结果：生双胞胎4对（4女孩，4男孩），单产男孩3个、女孩5个，共计12个妇女生16个孩子，总有效率60%。

典型病例：安娜，女，27岁；萨沙，男，30岁。婚后7年不孕。女方15岁月经初潮，周期28~30天，经期3~5天，经量正常。婚后7年不孕，经过各大医院多方检查原因不明。1年前经医院检查碘造影，结果：输卵管通畅，宫体大小正常，诊刮片镜检报告，附件炎，其余均正常。男性体查，精子、生殖泌尿系统正常。女方经过治疗病痊愈，又过11个月仍不孕。2000年4月，夫妻双方检查血清精子抗体、精子制动试验（SIT）。结果：男女双方抗精子抗体均呈阳性，男性血清抗体玻片法（+）、浅盘法1.45（+），女性血清抗体玻片法（+），浅盘法2.0（+），女性宫颈黏液局部抗体（+）。诊断：免疫性不育孕症。又经过6个月的治疗病愈，仍然不孕。最后妇科专家建议，到中国医疗中心做针灸治疗。2001年7月来诊，男方身体健康。女方自述近年来精神压力很大，心情不好，抑郁易怒，失眠多梦、足手心发热，入睡后有时盗汗，头晕右耳鸣，全身乏力，腰痛膝酸软，咽干，二便调，月经正常。体检，面颊潮红、形体消瘦，精神疲倦，舌质红，苔少而干，脉弦数。

诊断：肝肾阴虚、免疫性不孕育症。治则：滋补肝肾、益气养血，增强免疫功能。治法：男女双方均做足部反射疗法，以调节中枢神经系统的兴奋、抑制功能；调节内分泌和神经系统；促进消化系统；抑制变态反应，提高免疫功能。治疗期间禁房事。足部反射疗法：首先全足按摩、重点加强，调节促进下丘脑、垂体、神经、大小脑、肾上腺、肾、膀胱、甲状旁腺、甲状腺、卵巢、前列腺、子宫、生殖腺（睾丸）、输卵管、下腹部、全身免疫系统、上身淋巴腺、下身淋巴腺、腹部淋巴腺、腹腔神经丛、腰椎、骶椎、肝、胆、胃、脾消化系统等反射区。手法与疗程：温热水泡脚15分钟。先按全足，重点加强，手法由轻到重，轻重结合、每次按摩40分钟。结束后饮水50毫升。每日1次，15次为1疗程。方药：女性配合口服六味地黄丸、杞菊地黄丸。男性配合口服金匮肾气丸。针灸取穴配穴：①裸针取穴：在腕踝最高点上2横指，上1、上5区，下1区（调节精神，安神补心）。手法：用1寸毫针，沿皮下浅刺进针，皮下刺针尖向上约1寸，留针30分钟。②体穴取主穴：关元、次髎、中极、子户、胞门、脾俞、肾俞、太溪、足三里。配穴：百会、气海、血海、长强、三阴交。手法与疗程：用补法，上述穴位交替使用，腕裸针的穴位每次必取，体穴每次取5~6穴。15次为1个疗程，每日1次，每次留针30分钟。休息7~10天，再行第二疗程。治疗经过与结果：经过15

次治疗后，二人自我感觉很好，解除思想顾虑，精神好，睡眠好，全身有力气，饮食增加，男方体重增加1.5公斤，女方体重增加2.5公斤，第2个疗程治疗后，女方的病症基本改善。第3个疗程治疗10次后，女方的身体已完全恢复健康，约78天治疗40次。休息20天后，体检抗精子抗体均呈阴性。40天后来电话传喜讯女方已受孕41天。足月生一女婴。

另外，还有单纯使用按摩手法成功治疗不孕的案例。

第五章　不孕的预防

　　预防不孕应针对容易导致不孕的各种因素，从小开始，从日常生活中做起。

　　婴幼儿童时期，要注意某些可以引起不孕的先天因素，如男性的隐睾症、尿道下裂、隐匿阴茎，女孩的处女膜闭锁等，可以及早发现，手术治疗。

　　成年后可以从下面几个方面着手预防不孕症：

一、心理健康

　　心理状态对内分泌系统具有很大的影响，特别是女性的月经周期、排卵等受心理影响更为明显。《黄帝内经》说："恬淡虚无，真气从之，精神内守，病安从来？"意思是说，心态上保持淡定平静，身体内的真气就会按照它本来规律运行，精神也安定，就不会发生疾病。因此期待做父母的伉俪们应该保持平和的心态，减少或者淡化工作和生活的压力，身体内分泌的激素水平正常，就能创造良好的受孕环境。现实生活中也有很多通过调节心理达到受孕的成功例子，如有些不孕的夫妇收养小孩后，心理放松，然后又怀孕了。

二、养成良好的生活习惯

　　生活要有规律，按照四季特点，日出而作，日落而息，避免熬夜、抽烟、酗酒、吸毒等不良行为。现代由于智能手机、电脑等的普及，许多人玩电子游戏上瘾，因而晚睡甚至通宵不睡，耗伤气血，久久极易导致肝肾心脾亏损，男子出现少精弱精，女子月经不调，经量减少。抽烟、酗酒、吸毒严重伤害身体，香烟中的尼古丁和烟碱，会伤害身体的激素系统，影响到睾丸和卵巢功能，对女性可导致月经失调，过早绝经、新生儿死亡率提高28%等；对男性造成畸形精子增多，畸形的比例与吸烟数量成正相关。还有，烟草毒素可阻碍精、卵结合，大大降低妇女的受孕机会，虽然这种生育力下降仅仅是暂时的，在戒烟后可以逐渐恢复，但是吸烟、酗酒会使受孕变得困难。酗酒不仅造成慢性酒精中毒，损害肝脏，也会导致生殖系统不同程度地受到损害，酗酒会使男性弱精和阳痿，阳痿发生率达到50%以上，凡是在酒桌是英雄的人，有一半在床上是狗熊；对于女性，嗜酒会导致性功能紊乱、阴道分泌物减少、性交疼痛和性高潮消失。西方国家有些夫妇在周末度假时饮酒作乐，其后受孕生下智能低下的孩子，被称为"星期日婴儿"，这表明酒精具有损

第五章　不孕的预防

害生殖细胞及毒害胚胎的作用。但吸烟酗酒对正常人来说，往往不是直接导致不孕的因素，对于少精弱精或者生殖内分泌本来就不是很好的夫妻，那影响就比较大了。退一步讲，即使能够怀孕也很有可能对胎儿造成伤害，引发流产、死胎甚至是畸形儿。毒品影响生育的原理与吸烟酗酒类同，只是作用更大、毒性更强。不同的是对性欲的影响，刚刚开始吸毒不久的人，吸毒后都有巨大的性快感和性冲动，由于伴随着强烈的幻觉和思维障碍，因此，吸毒的人特别容易滥交和集体淫乱；随着吸毒时间变长，毒品对生殖系统的损害就趋于明显，越来越多的女性性冷淡，而男性则无一例外的性欲低下，阳痿、射精不能等；由于性滥交和有些吸毒女性"以淫养吸"，再加上疾病的相互传染，性病、乙肝、丙肝、艾滋病在吸毒人群中特别高发，这些都间接导致了吸毒女性受孕能力的降低。

三、积极锻炼身体，造就强健体魄

积极适当的体育活动可以促进气血流通，增强免疫功能，调和内分泌平衡，提高生殖系统机能。经常锻炼身体的人情绪乐观，性欲旺盛，不易患阳痿、早泄、少精弱精等男性病，女性也更不易患盆腔炎、内膜炎等炎症和内分泌失调的月经疾病。

四、保持正常体重

过胖和过瘦都可能导致不孕。脂肪细胞中存在一种芳香化酶，这种酶可以让体内的雄激素转化为雌激素，女人身上也有雄激素，只不过比较少而已。肥胖女性由于脂肪多，过多的脂肪会将雄激素转变为雌激素，造成体内雌激素生成过多，她们体内的雌激素量通常是正常女性的2~5倍。雌激素增高，经过负反馈，从而影响到下丘脑—垂体—卵巢轴的正常功能，抑制卵泡的发育和排卵；同时，雌激素增高会刺激子宫内膜增殖，导致功能性子宫出血和着床障碍。抑制排卵、内膜异常、着床阻碍，于是就不孕了。反过来，有些女性一看到身上有多余的脂肪就着急，就瘦身减肥，永远会觉得自己太胖。由于长期控制饮食，体内脂肪储量逐渐不足。一方面，如果体内脂肪的比例过低，体内缺乏制造雌激素原料的脂肪，就影响雌激素的正常水平，从而干扰正常月经的形成和周期；另一方面，体内脂肪比例过低，大脑内的下丘脑摄食中枢和饱食中枢的功能发生紊乱，如果发生厌食或主观上强制性地减少饮食时，大脑皮层就会发生强行抑制。该吃饭了，不吃饭；该睡觉了，不睡觉，如此长期抑制下去，就会使下丘脑的两个食欲中枢发生功能性紊乱，进一步引起人的体重减轻，大脑皮层的抑制，还影响到下丘脑邻

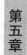

近的黄体生成素释放激素分泌中枢,使之分泌减少,进而使脑垂体分泌的促黄体生成素和卵泡生成素也减少,该排卵了不排卵,引发了所谓的饮食性闭经,当然也就难以怀孕了。过瘦的女性起初会首先表现出月经周期和月经量的改变,有可能仅仅是停止排卵但继续来经,再瘦下去就会完全停经;生育阀门就关上了,如阀门"关上"的时间越久,生锈越严重,再增重来补救也就越难。

五、平时注意保温,避免宫寒

女性日常穿着要注意保温,防止受寒。现在许多年轻女性为追求时尚和漂亮,爱穿短裤、露脐装、超短裙等。即使气温很低,或在空调房内也穿着单薄,甚至衣不遮体,长此以往,寒邪侵入,经络阻塞,气血凝聚,损伤肾阳,冲任虚寒,影响排卵和子宫内膜功能,极易造成宫寒不孕。

六、不要随便吃保健品、补品

现在的保健品、补品市场很乱,滥用的情况很严重。这些东西不属于药物,所以监管不严。某些厂家为了提高自己产品的治疗作用,就在产品中加入各种各样的药物,有些含有雌雄激素,短期服用可能会感到精神愉悦,精力旺盛,但是如果长期服用,可能会导致内分泌紊乱,影响受孕。所以，即使需要进补，也要在医生的指导下购买服用。

七、减少手术，重视第一胎孕育

在没有生育计划时性交，要做好避孕措施，防止因意外怀孕而做人工流产术。人工流产会扰乱下丘脑—垂体—性腺轴功能，导致月经不调；有些因手术不洁，或术后调理不慎均会引起感染，以致输卵管炎、子宫内膜炎，或形成附件炎性包块，而致不孕。

八、注意性卫生，防止炎症感染

平时注意阴部卫生，每天坚持清洗，注意只用清水冲洗就可以了，不要用护理液。很多女性为了防止妇科病和性病，不仅用护理液来清洁外阴，而且把它用来冲洗阴道，尤其是做爱之后。可是医学研究结果显示，经常使用冲洗液进行阴道冲洗的妇女，患性病的危险性反而增加，但在性生活后用清水冲洗阴道的就没有危险性。研究也证明，冲洗液破坏了阴道酸碱度，干扰了正常菌群的生态平衡，我们知道，阴道分泌物中的细菌可以达到每毫升1亿个，97%是乳酸杆菌，临床上也正是利用分泌物中乳酸杆菌的数量来确定阴道的清洁度及判断阴道自洁功能的好坏。原生态的阴道环境具有非常良好的防病抗病和自洁功能，但是外来的冲洗液往往就破坏了这个环境。国外调查结果发现，每周冲洗一次或一次以上者，可明显增加盆腔感染的机会，中度增加宫外孕的危险，冲洗越频繁，盆腔感染的危险性就越大。据《美国公共卫生杂志》报道，用阴道冲洗液的妇女比不用阴道冲洗液的妇女盆腔感染危险率增高了73%，生殖道感染最终导致不孕症的发生。此外，内衣应透气宽松，以棉质为佳。洁身自好，避免乱交和不洁性行为。研究发现，多性伴者发生免疫性不孕症的几率大大高于单性伴者。因此，对婚姻的忠诚就能减少不孕症的发生。

九、定期进行妇科检查，及早发现妇科的疾病

预防和及时治疗生殖系统的感染性炎症。如盆腔炎，在急性期如能得到彻底的治疗就不会变成慢性盆腔炎，如果慢性盆腔炎能及时认真彻底治疗，不一定会造成输卵管不通，也不会因此而不孕。所以育龄期妇女定期体检十分重要，对体检发现的妇科疾病要针对性尽早治疗，防止加重或影响今后的生育。

十、女性出现月经不调要及时治疗

导致月经不调的原因很多，不管是什么原因，用中医辨证方法治疗，将月经调整恢复正常就有利于受孕。

十一、特殊工种，注意防护

　　某些人从事一些特殊工作，如接触放射线、某些有毒物质、从事高温工作等，应按照劳动保护条例的规定，认真采取措施自我保护，使不孕的因素降低到最低限度。

第五章

不孕的预防

第六章　不孕症的其他治疗技术

第一节　人工授精

一、概况

人工授精是指用人工的方式将精液注入女性生殖器内以取代性交使其怀孕的方法。人工授精早在19世纪末已有记载。由于男性不育和男女双方因素不育在不孕症中占有相当的比例，人工授精现已成为重要治疗手段。人工授精技术真正成功地应用于临床始于上世纪50年代。1953年美国首先应用低温储藏的精子进行人工授精成功。中国湖南医学院（现在的湘雅医学院）于1983年用冷藏精液人工授精成功。1984年上海第二医学院（现在的上海交通大学医学院）应用精子洗涤方法人工授精成功，随后北京、青岛、广州等地均先后开始了人工授精工作。目前，全国各大生殖医学中心基本都开展了人工授精治疗不孕症。

二、分类

根据精液的不同来源,分为丈夫来源的人工授精（AIH）和供精者来源的人工授精（AID）。根据授精部位的不同,可以分为阴道内人工授精（IVI）、宫颈内人工授精（ICI）、宫腔内人工授精（IUI）和输卵管内人工授精（ITI）。

三、适应证和禁忌证

人工授精主要用于由男性原因造成的不孕,如严重的尿道下裂、逆行射精、勃起障碍、无精症、少精症、弱精症、精液不液化症。有些女性方面造成的不孕也能采用人工授精,如阴道痉挛、宫颈细小、宫颈黏液异常、性交后试验欠佳等。另外,有一些特殊情况,如免疫学原因的不孕,夫妇双方均是同一种常染色体隐性遗传病的杂合体或男性患常染色体显性遗传病,也可用人工授精的方法获孕和避免不健康后代出生。

1. 使用丈夫精液人工授精的适应证

男方少精、弱精,或者不能液化、液化时间长,或者阳痿、生殖器畸形不能性交。女方生殖道畸形、有性交恐惧症,免疫性不育及原因不明的不育经常规治疗无效者。

禁忌证: 男女一方或者双方患有泌尿生殖系统急性感染或性病,一方患有严重的遗传、躯体疾病或精神心理疾病,一方接触致畸量的射线、毒物、药物并处于作用期,一方有吸毒等不良嗜好。

2. 使用供精者精液人工授精的适应证

男方不可逆的无精子症、严重的弱精子症和畸精子症,输精管堵塞复通无效者,射精障碍,男方自己和家族有不宜生育的严重遗传性疾病,母亲和胎儿血型不合不能得到存活的新生儿者。

禁忌证: 女方患有泌尿生殖系统急性感染或性病,女方患有严重的遗传、躯体疾病或精神疾病,女方接触致畸量的射线、毒物、药物并处于作用期,女方有酗酒、吸毒等不良嗜好。

四、注意事项

人工授精可以在月经自然周期或药物促排卵周期下进行。

丈夫精液人工授精可使用新鲜精液,而供精人工授精则必须采用冷冻精液。

人工授精后14~16天可以用生化检查确认是否怀孕,5周后可做B超检查胚胎情况。

人工授精精子质量标准:丈夫精液人工授精注入的

前向运动的精子数1000万以上；用于供精人工授精的冷冻精子，复苏后活动率必须高于35%；每周期临床妊娠率不低于10%。

现有的临床数据证明，使用丈夫来源的精液人工授精时，采用宫腔内人工授精方法成功率最高，对男性不育因素，女性宫颈因素、免疫性不孕和不明原因的不孕症有较好的效果。

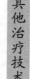

第二节　试管婴儿

一、概况

试管婴儿是采用人工方法让卵细胞和精子在体外受精，并进行早期胚胎发育，然后移植到母体子宫内发育而诞生的婴儿。

1978年7月25日世界上第一个试管婴儿在英国诞生，是Steptoe博士和Edowrds教授共同研究的成果，被称为人类医学史上的奇迹，Edowrds教授也因此在2010年获得诺贝尔医学奖。

从1978年世界首例试管婴儿诞生起，至今全世界共有500多万名婴儿通过试管授精方式出生。全世界每年实施100万例以上试管授精手术，年出生婴儿超过20万。在一些发达国家,平均每出生100个孩子就有2个是"试管婴儿"。

我国内地第一个试管婴儿诞生于1988年3月,至今已26岁。据报道,2010、2011年南京地区每年都有近2500个试管婴儿诞生,贵州省2011年全省诞生试管宝宝近2000个。2011年单湖南省湘雅生殖与遗传专科医院就完成了试管婴儿手术1.8万例。可见试管婴儿临床需求非常大,得到了普遍的应用,为很多不孕不育夫妇解决了问题,满足了他们做父母的愿望。但是必须指出,试管婴儿技术有滥用的迹象,并不是所有不孕症患者都可以通过实施试管婴儿技术解决问题,必须根据不孕患者夫妻双方的具体情况严格筛选适应证,否则就可能浪费时间和金钱并加重精神和肉体的痛苦。

试管婴儿技术至今已经发展了四代:

第一代:1978年英国专家Steptoe和Edowrds定制了世界上第一个试管婴儿,被称为人类医学史上的奇迹。这项技术称为"体外受精和胚胎移植"(IVF–ET)。

第二代:1992年由比利时Palermo医师及刘家恩博士等首次在人体成功应用卵胞浆内单精子注射(ICSI),使试管婴儿技术的成功率得到很大的提高。国内医学界将ICSI称为第二代试管婴儿技术。ICSI不仅提高了成功率,而且使试管婴儿技术适应证大为扩大,适于男性和女性不孕不育症。第二代技术发明后,世界各地诞生的试管婴儿迅速增长，每年美国出生的试管婴儿有5万名。

第三代：随着分子生物学的发展，近年来在人工助孕与显微操作的基础上，胚胎着床前遗传病诊断（PGD）开始发展并用于临床，使不孕不育夫妇不仅能喜得贵子，而且能优生优育。

第四代：又称为卵浆置换技术，指的是把年轻的、身体健康的女性卵子中的卵浆与想生孩子的妇女中的卵子的细胞核重新组合形成一个新的卵细胞，随后与精子体外受精形成受精卵，在进行早期胚胎发育后，植入母体子宫继续发育而诞生的婴儿。对年龄大、卵子质量不高的不孕不育女性非常有帮助。

将试管婴儿技术分成四代是中国特有的叫法，国外并无这种说法。这四代试管婴儿技术并非一代比一代好，也非第四代就能替代前面的三代。实际上每一代试管婴儿技术都是针对不孕症的不同原因发展出的新技术方案，因而它们各有不同的适应对象。体外受精—胚胎移植技术（即"第一代"试管婴儿）的适应证是女性输卵管阻塞、内分泌紊乱等原因引起的不孕症。卵胞浆内单精子注射技术（即"第二代"试管婴儿）是解决因男方精子质量低下所造成的不孕症问题。胚胎移植前遗传性疾病诊断技术（即"第三代"试管婴儿），其意义在于优生优育。主要适应证是夫妇携带有病变的基因，或家庭有遗传病史者。用于检查的胚胎可以来自于体外受精—胚胎移植技术，也可来自于卵胞浆内单精子注射技术。卵胞浆置换技术（即"第四代"试管婴儿）用于女性卵子质量低下患者的治疗。归纳起来，简单地说，所谓第一代试管婴儿主要解决女性原因的不孕问题，所谓第二代试管婴儿主要解决男性原因的不孕问题，所谓第三代试管婴儿主要解决优生优育问题，所谓第四代试管婴儿解决女性卵子质量不高的问题。不同的技术有不同的适应证，并不存在一代更比一代强的说法。临床上采用何种技术需要医生根据患者夫妇双方体检的情况来最后决定。

由于第四代试管婴儿，其过程需要男方提供一个健康的精子、女方只需要提供一个卵细胞的细胞核，而卵细胞的细胞液则由另外一个年轻的、健康的女性提供。也就是说，与男方精子结合的卵细胞其细胞核和细胞液分属于不同的个体，从这种意义上来说，想要通过第四代试管婴儿来受孕已经不再是两个人的事情，而需要三个人共同完成，因此孩子将有一个父亲，两个遗传上的母亲，这带来了伦理和法律问题。世界上很多国家都有禁止克隆人的禁令，此项技术已经触及这条红线。中国卫生主管部门规定从2003年10月1日起禁止实施此技术。2004年2月24日上午9时中国首例通过"第四代试管婴儿技术"受孕的婴儿，在武汉大学人民医院出生。这个体重

3800克的足月健康男婴，是一名年近40岁的产妇通过剖宫手术产下的。因此，这个健康足月的男婴既是目前中国运用"第四代试管婴儿"技术出生的第一个宝宝，也是最后一个。这个孩子能够出生，得益于他是在卫生部禁令前怀孕的。

由于上述的原因，目前在我国内地合法开展的试管婴儿技术只有前面三种。

二、适应证和禁忌证

想去做试管婴儿的夫妇一般都是经过一段时间的治疗无效后的最后选择。很多人误以为药物治疗无效，试管婴儿技术就一定能解决问题，这其实是天大的误解。试管婴儿技术虽然帮助成千上万的夫妇圆了梦想，但也不是万能的，它有其严格的适应证和禁忌证。如果选对了治疗方法，就可以顺利达到目的，否则也可能是劳民伤财，一无所获，增加自己的痛苦。以下三种试管婴儿技术的适应证和禁忌证的介绍比较专业，读者可以多咨询相关的医生，以了解和选择对自己最有利的技术方案。

（一）第一代试管婴儿技术（IVF-ET）适应证

1. 各种因素导致的精子或卵子运输障碍

主要包括各种输卵管或盆腔疾病导致的输卵管功

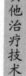

能丧失，导致精子和卵子无法相遇。如输卵管堵塞、周围粘连、缺失及输卵管绝育术后，尤其是经手术治疗失败或无望者。

2. 排卵障碍

最常见的是多囊卵巢综合征（PCOS）和未破裂卵泡黄素化综合征，即有卵泡不破裂而黄体化的情况（LUFS）。

3. 子宫内膜异位症

主要是中重度子宫内膜异位症以及子宫内膜异位症术后未孕者。

4. 男方少精、弱精子症

正常精子数量过少、精子活动力弱或精液量过少等。

5. 免疫性不孕

宫颈性不孕和免疫性不孕，采用其他治疗方法无效后也可以考虑做试管婴儿。

6. 不明原因性不孕

对经过其他治疗无效的原因不明的不孕可以选择试管婴儿技术。

禁忌证：

（1）提供配子（即精子或卵子）的任何一方处于生殖泌尿系统急性感染期、患有性病或患有严重的精神疾病。

（2）提供配子的任何一方接触致畸量的射线、毒物、药物并处于作用期。

（3）提供配子的任何一方有吸毒等严重不良嗜好。

（4）接受胚胎或卵子捐赠的女方生殖泌尿系统急性感染期、患有性病或有酗酒、吸毒等不良嗜好。

（5）女方子宫没有妊娠功能或患严重身体疾病（如严重的心脏病、肾脏病等）不能承受妊娠。

（二）第二代试管婴儿技术适应证

1. 严重的少精、弱精、畸形精子症

（1）严重的少精子症：1次射出的精液中总精子数量 $\leqslant 2 \times 10^6/ml$，或1次射出的精液中的活精子数量 $\leqslant 1 \times 10^6/ml$。

（2）少、弱、畸精子症：虽然1次射出的精液中总精子数量 $>2 \times 10^6/ml$，但依然 $<20 \times 10^6/ml$，而且活动率 $<40\%$，或a+b级运动精子 $<25\%$，或畸形精子率 $>85\%$。

（3）弱、畸精子症：虽然1次射出的精液中总精子数量 $\geqslant 20 \times 10^6/ml$，但精子活动率 $<5\%$，或正常形态精子 $<4\%$。

（4）行附睾或睾丸穿刺术获得的少弱精子。

（5）有的准备行试管婴儿技术的夫妇男方有取精困难史，可提前收集精液冻存备用，若精液解冻后经处理达不到常规试管婴儿技术的要求，也可以采取第二代试管婴儿技术行体外受精。

2. 不可逆的梗阻性无精子症

此种情况患者生精功能正常，可以采用经皮附睾穿刺抽吸术取精或者从睾丸取出的曲细精管中分离精子，然后进行第二代试管婴儿技术，解决不育。

3．生精功能障碍（排除遗传缺陷疾病）

是指睾丸病变引起的精子生成障碍，如先天性睾丸不发育、隐睾、精索静脉曲张、睾丸炎症、睾丸创伤等。内分泌功能异常、放射性物质和抑制性生精药物也会影响精子的产生和成熟。也可从睾丸取出的曲细精管中分离精子，然后进行第二代试管婴儿技术。

4．免疫性不育

由于男方或者女方本身产生了抗精子抗体而导致的精卵无法结合。

5．体外受精失败

对用常规试管婴儿技术失败或者受精异常病史的患者，可以采用第二代试管婴儿技术提高受精率。

6．精子顶体异常

精子顶体缺乏或者完全不活动精子的情况，第二代试管婴儿技术是唯一治疗方法。

7．需行植入前胚胎遗传性检查的

8．其他

冻存卵子解冻后，透明带比新鲜卵子变硬，不利于精子穿透，通常采用第二代试管婴儿技术受精。

禁忌证：与第一代试管婴儿技术相同。

第二代试管婴儿技术适应证很广,但其价格昂贵、费时,是一种侵入性的治疗,具有一定的风险,如可能对卵子造成不可知的损伤。所以必须把握好适应证。

(三)第三代试管婴儿技术适应证

1. 胚胎种植前染色体疾病诊断的适应证

(1)夫妇任何一方检测到染色体的数目或结构的异常。

(2)先前生过有染色体异常患儿的病史。

(3)夫妇任何一方有性染色体连锁性疾病的家族史。

(4)反复的第一代试管婴儿治疗不能成功。

(5)高龄妇女夫妇流产。

(6)男方的Y染色体上有异常基因或基因缺陷。

2. 胚胎种植前单基因疾病诊断的适应证

(1)有明确的单基因疾病的家族史。

(2)原先生过有明确的单基因疾病的患儿。

3. 相对适应证

(1)需人类白细胞抗原系统(HLA)配型。

(2)有迟发性遗传性疾病家族史。

(3)有肿瘤相关基因突变家族史。

禁忌证: 同常规第一代试管婴儿技术。

第六章 不孕症的其他治疗技术

三、注意事项和疗效、风险

接受试管婴儿治疗前,患者必须进行全面的相关检查,身体达到常规检查结果基本正常或经治疗后基本正常。还需评估卵巢储备情况,估计促排卵能够获得足够数量的卵子(≥3个)。评估子宫正常,预计能接受胚胎着床、生长。

据报道,目前试管婴儿技术(IVF-ET)成功率约为40%,妊娠率为20%~35%,分娩率为18.6%。

试管婴儿技术的风险:存在卵巢反应功能低下(约占9%~24%)而取消促排卵周期、子宫内膜接受能力差引起着床障碍,卵巢过度刺激综合征(OHSS),自然流产率高(18.4%~30%),婴儿出生率低等并发症。

试管婴儿的成功率取决于很多方面,取决于内分泌及实验室的条件,取决于技术人员的技术水平,不同的试管婴儿中心成功率有差异,多数中心每移植周期的成功率可达30%~50%,部分中心报道每移植周期的成功率为60%~70%,临床治疗成功率受多种因素的影响,如患者的选择、临床治疗方法、实验室技术等,当然也取决于病人的年龄、病人的子宫和卵巢条件以及有没有其他的疾病等等,这都是影响成功率的因素。比如受女方年龄的影响,这是一个最大的影响因素。25岁到35岁的女性"试管"婴儿的成功率要高于30%~40%的平均水平，有的能达到50%，或者更高一些，但是到了35岁以后成功率逐渐下降，到40岁只达到20%左右，原因是年龄大了以后，卵子的质量和数量都有所下降。

　　试管婴儿健康状况和自然孕育出生的孩子有没有差别？欧盟2003年公布的调查报告显示，试管婴儿和自然孕育出生的孩子相比较，各方面都很正常，没什么差异。美国2009年一项较大规模的研究也得出了和欧盟一样的结论。但也有一些研究得出了不同的结论。2008年美国疾病控制预防中心的流行病学专家杰里塔·里弗惠斯等人发表文章说，试管婴儿存在先天缺陷的可能性是普通婴儿的2到4倍。瑞典隆德大学的本格特·卡伦等人2010年发表大规模研究成果显示，试管婴儿早期罹患癌症的风险比正常儿童高42%，主要是肝母细胞瘤与横纹肌肉瘤的风险增高。第一代试管婴儿技术风险不大，第二代技术风险较大，诞生的孩子易患自闭症。伦敦国王学院伦敦精神病学研究所的斯文·山丁等人指出，第二代试管婴儿技术与儿童智力障碍和自闭症风险增加有关。试管婴儿最大的问题是妨碍了精子的竞争。在自然生殖中，成万上亿的精子通过竞争，优胜劣汰，最后一个最强健、最优秀的精子冲破艰难险阻脱颖而出与卵子结合孕育成为胎儿，这种物竞天择的自然法则保证了下一代的质量。

而试管婴儿技术中精子的竞争远远无法与自然孕育相比，少了优胜劣汰这个重要环节，因而胎儿整体质量可想而知。这就解释了为什么试管婴儿即使妊娠了，其流产率大大高于自然妊娠。人类为了保护下一代的质量设置了重重关卡，所以与其勉强获得一个后代，不如扎扎实实调养好身体，将土地弄肥沃了，再撒上最好的种子，何愁不能得到丰收的果实？

第三节　中医药在辅助生殖技术中的应用

由于辅助生育技术还存在这样和那样的不足，现在越来越多的家庭在实施试管婴儿怀孕过程中寻求中医药治疗。

中医调理治疗对实施试管婴儿技术已经证明有良好的作用。做试管婴儿也有基本要求，起码男方的精子要越多质量越高越好，女方子宫内膜正常，卵子可以发育成熟，这样成功率才越高。我们接诊过许多做试管婴儿失败的夫妇，最多的是5次试管婴儿都没成功，一般以失败2至3次为多。通过中医治疗，将他们的身体调整到比较好的状态，有的就自然怀孕了，有的继续做试管婴儿很快也怀孕。

依我们的经验，中医在促成试管婴儿怀孕方面具有以下几个积极作用。

（1）提高妊娠成功率；

（2）显著地改善促排卵技术导致的医源性"卵巢过度刺激综合征"的症状；

（3）防治早期流产效果明显，提倡在移植后早服中药保胎以防止流产；

（4）解决远期后遗症问题。如试管婴儿手术失败患者，因卵巢功能受到影响而闭经，经中医治疗可以得到恢复；

（5）部分患者做试管婴儿失败后通过中医治疗可以自然受孕。

根据我们多年用中医药配合试管婴儿的治疗实践和北京中医医院吴育宁[①]的经验，总结出准备期、降调节期、月经期、卵泡募集期、围采卵期和胚胎植入期6个不同时期的治疗方法。

（一）准备期——以调为主

此期为做试管婴儿前，时间约2~3个月，先用中医药调节身体阴阳、气血、脏腑，使之平衡。中医认为"肾主生殖"，长期不孕患者绝大多数具有肾虚表现，肾精不足，无以化生气血充填血海，导致冲任不足。为实施试管婴

---

① 吴育宁. 中医药辅助试管婴儿的治疗经验[J]. 中国中西医结合杂志, 2007, 27（3）：270~271.

儿超促排卵，短期内使许多卵泡快速发育，会消耗大量的精血，造成冲任、肾精的进一步亏虚。同时长期不孕或既往的试管婴儿治疗失败后，带来巨大精神压力和思想负担可使患者出现肝气郁结，气血失和，导致中医的"肾—天癸—冲任—胞宫"生殖轴异常。此外，试管婴儿技术使用大量性激素会干扰内源激素的平衡。所以做试管婴儿治疗失败后宜用中医调节，以增加再次做试管婴儿的成功率。

此期常见的证型有：肾虚肝郁证、肝郁化火证、肝肾阴虚内热证、脾肾阳虚兼有痰湿证（如卵巢过度刺激综合征）、湿热瘀阻证（如盆腔感染）。如重点诊察舌脉以施治：若舌绛红无苔，说明严重肝肾阴虚内热，患者心烦、情绪不宁，可影响卵细胞和子宫内膜的质量，妊娠后极易流产。若舌质暗带有瘀点瘀斑，说明瘀血阻滞胞宫、胞脉，局部微循环不良，试管婴儿不易成功。若脉尺部沉细弱，说明肾精不足、冲任亏虚，在超促排卵中可能影响卵细胞的质量。这也可解释不少患者在试管婴儿治疗中一切检查正常，但就是多次失败的原因。治疗根据辨证给予滋补肝肾、疏肝解郁、滋阴清热、清热祛湿、化瘀祛痰等相应方药，促进生殖功能恢复，达到阴阳平衡，精血充足，心情舒畅。

（二）降调节期——以补为主

此期为长方案超促排卵时，先用促性腺激素释放激素激动剂抑制生殖轴及内源性激素，常于上一周期黄体期给药。子宫内膜异位症及子宫腺肌症患者有时需用药2~3个周期以控制病变。对月经失调或卵泡刺激素（FSH）>15U/L患者，有时需用口服避孕药1~3个月，以调整月经周期。中药用药至月经来潮或开始超促排卵。治疗方法：养血填精、调补冲任。方用四物汤、左归丸加减：当归、川芎、白芍、熟地、枸杞、山茱萸、菟丝子、茯苓、山药。肾阳虚加巴戟天、肉苁蓉；肾阴虚加女贞子、旱莲草；肝郁者加香附、合欢花、玫瑰花；气虚者加党参、太子参；气阴两虚者加沙参、玉竹；睡眠不佳加炒枣仁、夜交藤等。

此期注意用药要以平补为主，不宜使用温燥药物（如鹿茸、仙灵脾、仙茅、肉桂、黄芪等）以及较强的活血药（桃仁、莪术等），应以滋补精血为主，不宜过于刺激卵巢功能。

（三）月经期——以通为顺

月经是下一周期的开始，经期以通为顺。子宫内膜去旧迎新，准备一个全新的子宫内环境。时间为月经前

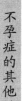

2~3天至经期3~4天。治疗方法为养血活血调经。方用四物汤、失笑散加味：当归、川芎、熟地、白芍、益母草、香附、蒲黄、五灵脂、何首乌、炙甘草。经血量多有块减川芎，加三七末、炒蒲黄等。经血量少加桃仁、红花等。痛经加玄胡、重用白芍，冷痛加吴茱萸、炮姜、艾叶。

（四）卵泡募集期——以促为主

此期从用促性腺激素刺激卵泡发育起，至卵泡近成熟，准备采卵前。治疗方法：滋肾活血，调节冲任。方用滋肾调冲方：当归、川芎、丹参、菟丝子、枸杞、紫河车、续断、巴戟天、苏木。肾阳虚证加鹿茸、仙灵脾、肉桂、鸡血藤；肾阴虚证加女贞子、龟板或鳖甲、丹皮。肝郁加郁金、香附、玫瑰花；大便干燥者可加肉苁蓉、桃仁等；虚烦不安者加百合、莲子心。合并气虚证、阴虚证及寐差的处理同降调节期。本方欲调动卵巢的最大潜能，刺激较多卵泡发育，但是过多卵泡同时发育，必然精血不足影响卵子的质量，故对于第一次超促排卵以及前次试管婴儿治疗取卵子≥13个者，宜改用降调节期养血填精方治疗，以保证卵子质量。

对于卵巢反应低下及既往超促排卵中卵泡不多的患者，还可加用针刺治疗。主穴：

（1）关元、子宫、归来、足三里、三阴交、印堂。

（2）五脏俞加膈俞、百会。两组交替使用。加减：肾阳虚证加命门，肾阴虚证加太溪、照海，肝郁加太冲、行间，失眠者加四神穴（四神聪、神门、神庭、本神）。耳针取内分泌、肝、肾、脾、内生殖器、神门。

（五）围采卵期——以松为要

此期是卵泡近成熟，取卵至胚胎植入当日，称为围采卵期。由于频繁检查操作，患者处于紧张应激状态。从西医理论说，肾上腺皮质功能亢进可影响内分泌协调，另外紧张状态也易引起阴道子宫的收缩而对手术及胚胎植入不利。中医理论认为，肝郁不舒，还可引起气滞血瘀，阻滞胞宫胞络，使子宫微循环不良而影响胚胎植入。治疗方法：疏肝安神，益肾活血。方用滋肾调冲方加郁金、合欢皮、百合或莲子心。针刺：神门、四神聪、百会、五脏俞加膈俞、太冲、三阴交、血海。注意不要针刺卵巢周围的穴位，如子宫、归来等，避免胀大的卵泡破裂。耳针取神门、内分泌、内生殖器、肝等。

（六）胚胎植入期——以固为主

此期自胚胎植入宫腔当日至做妊娠实验日，时间约为12～14天。治疗方法：益肾健脾，固涩冲任。用补肾固胎方：覆盆子、菟丝子、枸杞、续断、桑寄生、山茱萸、山药、莲子、白芍、柴胡、当归。肾阳虚证加补骨脂或肉苁蓉，党参或黄芪，肾阴虚证加女贞子、旱莲草、沙参、玉竹；脾虚泄泻加白术、茯苓；血热加黄芩、椿根皮等。针刺：精血不足者，加五脏俞等，对精神过度紧张者，加百会、印堂或神庭。注意：此期肾阴阳两气充盈，胞脉胞宫为种子提供了理想的场所。阴阳的平衡是维持黄体功能的关键，辨证施治是成功的法宝。不要一味强调助肾阳，特别注意避免使用"助肾阳药"，如鹿茸、附子、仙茅及"走下行之药"如牛膝、枳实，以用"固涩冲任"之药为主。此外对血热的患者应用滋阴清热中药，以防血热扰动冲任而致胚胎种植失败。此期针刺治疗手法要轻，合谷、三阴交是经典的下胎穴位，古代和现代临床针灸用于下胎的频率均列首位，可以增强子宫收缩，影响胚胎着床，应避免使用。

可以说，中医药配合试管婴儿在各期治疗中均有一定规律可循，但成功的关键是辨证施治，整体调节，使患者阴阳、气血、脏腑达到平衡，促使机体发挥最大潜力。

附: 辅助生殖技术中医药干预临床研究

1. 蔡惠颜等[①]采用中药配合针灸治疗, 观察对试管婴儿怀孕成功率的影响。对芝加哥信义堂中医诊所1996~2005年收治的患者, 均在进行自体新鲜孕卵体外受精—胚胎移植术前3个月经周期接受中药及针灸治疗。其中50.21%患者来源于芝加哥西北大学医学院, 49.79%来自伊利诺伊州10个不孕症诊治中心。共189例, 按不同年龄阶段分为3组。A组（35岁以下）30例, B组（35~39岁）83例, C组（39岁以上）76例。

采用辨证分型中药加针灸治疗。脾肾气虚兼肝郁气滞证采用右归丸合开郁种子方（熟地黄、山药、山茱萸、鹿角胶、菟丝子、当归、淫羊藿、巴戟天、白芍、香附、白术、茯苓、党参）加减治疗。肝肾阴虚兼肝郁气滞证采用左归丸合开郁种子方（熟地黄、山药、山茱萸、枸杞子、菟丝子、白芍、当归、香附、茯苓、龟板胶、女贞子、桑葚子）加减治疗。中药治疗3个月经周期, 试管婴儿手术开始后停止。

针灸治疗: 各型均采用针灸治疗, 选穴: 百会、足三

① 蔡惠颜, 等. 中药配合针灸治疗对试管婴儿成功率影响的研究[J]. 新中医, 2008, 40（3）: 66~67.

里、内关、公孙、关元、太溪；耳针穴位：内分泌、子宫、肾、皮质下、交感、卵巢与神门，两侧耳穴交替使用。每周针刺治疗1次，直至试管婴儿手术全部结束为止。试管婴儿手术实施时给予神门耳穴压丸法。

结果： A组成活率为50%，B组成活率为46%，C组成活率为26%，从各年龄组治疗效果来看，C组成活率较AB组偏低，说明高龄妇女受孕几率小。本研究采用中药补肾健脾、养血、疏肝安神配合针灸减轻精神压力与安神调节卵巢功能，以利女性激素分泌，通过调节月经周期、促排卵等提高疗效。2003年信义堂中医针灸诊所试管婴儿受孕率为49%，其中A组（35岁以下）为67%，B组（35~39岁）为55%，C组（39岁以上）为36%。从2003年的统计数字看，以中西结合方法配合试管婴儿手术，成功率提高了16.2%。信义堂中医诊所10年治疗统计数字表明，年平均成功率为50%。从美国芝加哥西北大学不孕症治疗中心2003年的总结报道看，年轻妇女（年龄35岁以下）试管婴儿成功率为43%，而同年信义堂采用中西医结合配合试管婴儿成功率达50%，高于纯西医治疗。本研究证实，中药配合针灸治疗可以明显提高试管婴儿的成功率，为中医药结合现代高科技解决生殖医学的难题提供了新的思路。

2. 徐国男[①]采用针灸加中药治疗观察对提高试管婴儿成功率的疗效情况，对25例已做过1次以上试管婴儿手术者配合针灸加中药治疗，并与32例仍按常规治疗的对照组进行疗效观察比较。

治疗组：针灸取穴：百会，内关，血海，足三里，三阴交，太冲，气海，肾俞。均用补法，留针30分钟，1次/周，直至怀孕。胚胎移植前1天、当天及手术后1天再连续针灸3次。中药选用当归芍药散。对照组不做针灸，不服中药，按常规进行第2次试管婴儿治疗。

结果：对照组32例中10例怀孕，占31%；治疗组25例中15例怀孕，足月分娩，占60%。两组有显著性差异。

典型病例：患者，35岁。2003年2月28日初诊。结婚3年，一直未孕。2002年10月进行第一次试管婴儿手术，共取出24个卵子，10个卵子受精，植入4个受精卵，2周后月经来潮，手术失败。现月经28天一行，5天干净。有子宫内膜异位症。经前头痛、腹痛，腰胯及大腿内侧麻木，性欲冷淡。脉细，舌红。已预定4月份做第二次试管婴儿。给予针灸配合中药治疗。4月14日，取出7个卵子，4月17日，5个卵子发育很好，植入4个卵子。4月29日，血液检验，已

① 徐国男. 针灸加中药治疗对提高试管婴儿成功率的疗效观察[J].
天津中医药，2006，23（4）：341~342.

怀孕。5月17日，B超检查，三胞胎，发育正常。

3. Farnoosh Bidouee[1]观察针灸辅助治疗已接受经胞浆内单精子注射人工授精治疗的不孕症患者的临床疗效。

方法： 以接受经胞浆内单精子注射治疗的120例无病理体征的不孕症妇女（不育症原因不明或由男方因素造成）为观察对象，将她们随机分为两组：针灸组60例，接受电针和灸法治疗3个月（每周2次）；对照组60例患者仅接受ICSI（胞浆内单精子注射）治疗。观察指标包括卵泡率、卵母细胞、由ICSI介导的胚胎及胚胎质量，同时怀孕率和流产百分比也被纳入研究中。

结果： 针刺组卵泡数略高于对照组（P<0.05），因为针刺组除了接受ICSI治疗外，还接受针刺治疗。针刺组患者卵母细胞数更多，和对照组间存在显著差异，P=0.007（P<0.01）。针刺可以增加在接受ICSI治疗患者的胚胎数。针刺组一级胚胎平均值多于对照组。两组间存在显著差异（P<0.01），针刺促使了一级胚胎的增长。针刺组二级胚胎平均值也多于对照组（P<0.05）。接受针灸治疗成功怀孕的患者远比仅接受ICSI治疗的患者多，结

---

① Farnoosh Bidouee. 针灸辅助胞浆内单精子注射人工授精的临床疗效观察[D]. 北京中医药大学博士论文. 2010.

果令人难以置信，从25%上升至61.7%。流产百分比表明针刺组与对照组之间存在显著差异，针刺可以成功地降低流产几率。针刺组流产百分比是16.21%，对照组是26.6%。

结论：针刺对卵泡率、卵母细胞、胚胎和胚胎质量有积极作用。而且，患者中接受针刺治疗的怀孕率较高，且针刺组中的流产率也降低。

第六章

不孕症的其他治疗技术

第七章　研究展望

中医治疗不孕症从古至今都有许多成功的案例，近年来随着中医临床经验的交流和传播更是取得了很大的进步，并已在日美欧等发达国家运用，为成千上万求子心切的夫妇解决了问题，受到了人民群众的欢迎和信赖。中医学的多系统调理、多靶点作用及整体观念在不孕症的治疗中有着独特的优势和潜力。展望未来，中医治疗不孕不育前景光明，需求巨大。

以下问题对中医治疗不孕不育至关重要：

（1）由于不孕症的病因复杂，既有功能性失调，也有器质性病变，因此诊治不孕症，要辨病与辨证相结合。治疗开始前，要充分利用现代医学检测手段，对男女双方进行详细的检查，查清导致不孕不育症的原因，如先分清是男方原因还是女方原因，或者是双方的原因，再进一步分清男性是弱精症、少精症还是无精症、精液不液化等具体病症；女性是输卵管性不孕还是卵巢原因的不孕，或是免疫性不孕等，明确诊断后再以中医辨证施治为主给予针对性的治疗，才能更好地发挥中医治疗的特长，提高疗效。

（2）综合治疗是未来的大方向。中医治疗虽多以药物为主，但针灸、按摩、灌肠、穴位注射等多种治疗手段对多种不孕不育的原发因素也具有良好的调节恢复作用。因此，根据病因病位将多种中医手段综合进行治疗可以有效提高妊娠率，缩短治疗时间。

（3）在某些情况下，中西结合治疗也是需要的。如女方封闭抗体阴性的患者，一方面采用男方血清淋巴细胞免疫治疗具有肯定的效果；另一方面采用中医辨证施治的方法调节身体阴阳气血的平衡，做好优生优孕的各项准备，待封闭抗体治疗转阳后，抓紧时间受孕，这样可以大大提高妊娠成功率，减少流产发生。同时黄老在纯中医药治疗过程中，也会参考各种检查报告数据。

参考文献

[1] 邓铁涛, 吴弥漫. 中医基本理论[M]. 北京: 中医科学出版社, 2012.

[2] 张玉珍. 中医妇科学 (普通高等教育 "十一五" 国家级规划教材) (第二版)[M]. 北京: 中国中医药出版社, 2007.

[3] 李祥云, 李俊箐. 不孕与不育的中西医治疗 (第一版)[M]. 上海: 上海中医药大学出版社, 1998.

[4] 黄海龙. 黄海龙中医心路 (修订版)[M]. 深圳: 海天出版社, 2014.

[5] 顾美皎. 现代妇产科学 (第一版)[M]. 北京: 人民军医出版社, 2002.

[6] 罗丽兰. 不孕与不育 (第一版)[M]. 北京: 人民卫生出版社, 1998.

[7] 陈子江, 刘嘉茵. 不孕不育专家推荐诊疗方案 (第一版)[M]. 北京: 人民军医出版社, 2013.

深圳·万众国医馆系列

黄海龙治不孕